国家自然科学基金面上项目（项目号：31971022）成果

运动对神经退行性疾病的影响：基于嗅觉的早期干预

The Effect of Exercise on Neurodegenerative Diseases： Early Intervention Based on Olfactory Deterioration

王小春　主编

科学出版社

北　京

内容简介

嗅觉衰退作为神经退行性疾病的早期预测因子已被很多研究证实,对于健康人群来说,老龄化带来的嗅觉衰退也预测着认知功能的衰退情况。运动不但有益于人类的身体健康和心理健康,还能促进认知功能,因此被推荐作为很多疾病的早期干预手段。本书从实证和脑机制两个方面解释了嗅觉作为神经退行性疾病的预测因子的依据,进一步阐述了运动作为早期预防手段的可行性及生态效益,并在此基础上提供了可推广的运动方案。

本书可供心理学、认知神经科学、临床医学、运动康复学等专业的科研工作人员和医务人员阅读。

图书在版编目(CIP)数据

运动对神经退行性疾病的影响:基于嗅觉的早期干预/王小春主编.—北京:科学出版社,2021.9
 ISBN 978-7-03-069378-5

Ⅰ.①运… Ⅱ.①王… Ⅲ.①运动-影响-嗅觉-机能减退-研究 Ⅳ.①R765.6

中国版本图书馆 CIP 数据核字(2021)第 142187 号

责任编辑:张佳仪　责任校对:谭宏宇
责任印制:黄晓鸣　封面设计:殷 靓

科学出版社 出版
北京东黄城根北街 16 号
邮政编码:100717
http://www.sciencep.com

南京文脉图文设计制作有限公司排版
上海景条印刷有限公司印刷
科学出版社发行　各地新华书店经销
*
2021 年 9 月第 一 版　开本:B5(720×1000)
2021 年 9 月第一次印刷　印张:11 3/4
字数:212 000
定价:98.00 元
(如有印装质量问题,我社负责调换)

《运动对神经退行性疾病的影响：
基于嗅觉的早期干预》

编辑委员会

主　编

王小春

副主编

张陈平

编　委

（按姓氏笔画排序）

王小春　兰　通　巩馨雨　李丹阳

杨　扬　张陈平　张铭港　贾佳峰

　　促进老年人健康、延长我国人口平均寿命,是健康中国战略的主要目标。伴随过去 30 多年我国社会和经济的迅速发展,国民对老年人健康的需求不断增强。目前,我国 60 岁以上人口超过 2.6 亿(2020 年普查数据),预计未来 20 年中国将进入急速老龄化阶段。由老龄化带来的神经退行性疾病越来越成为影响老年人生活质量的因素,同时也增加了社会和家庭的负担。作为一个人口大国,如何解决这一重大问题、尽早发现这类疾病并及时干预、延缓发病进程、改善生活质量是我们从事老年人身心健康研究所面临的巨大挑战。

　　在老年人的神经退行性疾病中,以阿尔茨海默病最为常见,它是以老年斑和神经原纤维缠结为主要特征的、不可逆的慢性神经退行性疾病,其主要临床特征包括进行性记忆障碍、认知障碍、日常生活能力下降等。由于阿尔茨海默病病因不明,目前尚无有效的治疗药物或手段。因此,如何"进一步将阿尔茨海默病的早期评估窗口提前,并采取合适的干预措施以延缓疾病进程"是目前工作的重中之重。解决了这个问题不但能实现疾病的"早发现,早干预,早治疗",那些简单易操作的检测工具也能使更多老年群体受益,这也体现了当前我国在人口健康战略上的迫切需求。阿尔茨海默病的发病率随年龄增长而增高,65 岁以上老年人患病率大约为 5%,85 岁以上老年人患病率大约为 20%。目前,阿尔茨海默病的治疗难以取得较好的疗效,很大部分的原因在于确诊时疾病已处于病程的中晚期。虽然很多研究者一直在探索如何对阿尔茨海默病进行早期诊断评估,但目前采用的方法(主要包含神经心理量表、脑成像和脑电图等)大多数将轻度认知功能损害作为评判标准,认为轻度认知功能损害是正常老化与阿尔茨海默病之间的临床发展阶段。美国阿尔茨海默病协会于 2011 年重新定义了阿尔茨海默病诊断标准,其将阿尔茨海默病的发展病程分为 3 个阶段:症状出现之前的潜伏阶段、轻度认知功能损害阶段和痴呆阶段。根据这一标准,目前常用的早期评估方法仅适用于第二阶段或更后的阶段,而且这些方法要求施测人员具备一定专业水平,并需要借助精细设备。

　　除了阿尔茨海默病,其他神经退行性疾病患者的嗅觉也明显下降,因此，将嗅觉功能障碍作为神经退行性疾病的早期预测因子已得到大量研究支持。某些情况下，嗅觉功能障碍被认为是某些神经退行性疾病的早期发病信号，并且通过嗅觉测试预测认知衰退情况的能力要好于通过记忆表现预测。对于健康人群，老龄化带来的嗅觉功能衰退也预测着认知功能的衰退情况。嗅觉功能衰退作为神经退行性疾病的早期预测因子已被很多研究证实，美国神经病学会质量标准委员会建议将嗅觉功能衰退作为帕金森病的诊断标准之一，全球阿尔茨海默病科学家年会也提出将嗅觉功能衰退作为阿尔茨海默病的早期预测因子。有研究表明，嗅觉的改变发生在疾病的最早期，从嗅觉改变到外显可观察的行为变化有长达几年甚至十几年的潜伏期。因此，如何采取切实可行且副作用较小的干预手段至关重要。除了手术和药物治疗，运动因其绿色有效且易于推广而得到推崇。运动不但有益于人类的身体健康（如增强心血管功能、改善慢性病等）和心理健康（如减轻抑郁症状等），还能促进认知功能，因此被推荐作为很多疾病的早期干预手段。

研究发现，运动对嗅觉功能衰退具有一定的延缓作用。国外研究发现，长期坚持运动的老年群体，其嗅觉阈值低于不运动组，嗅觉鉴别能力显著高于不运动的老年群体，说明坚持运动有利于降低嗅觉阈值和延缓嗅觉鉴别能力的衰退。不仅仅是对嗅觉，运动还可以改善神经退行性疾病患者的认知能力、精神状态及提高患者的日常生活能力，它不同于药物治疗，在合理安排计划的情况下，运动是改善和延缓患者运动障碍和认知衰退的有效方法之一，具有成本低、风险低的特点，值得在临床辅助治疗中进行推广。

本书将从神经退行性疾病概述、嗅觉概述及检测方法、嗅觉作为早期预测因子的理论依据、嗅觉作为早期预测因子的研究证据、运动延缓嗅觉功能衰退的进展、运动改善神经退行性疾病的证据、运动干预神经退行性疾病的指导方案等七个方面展开讨论，以期广大医学从业者、心理学从业者对嗅觉、神经退行性疾病、运动之间的关系有更深入的了解。

编　者

2021 年 7 月

第一章

神经退行性疾病概述

第一节　神经退行性疾病的定义及种类

一、神经退行性与神经退行性疾病的定义

神经退行性是指神经细胞(神经元)的结构或功能逐渐丧失的一个过程,包括神经元死亡。一般认为,神经退行性与任何影响神经元的病理状况相关。神经退行性疾病(neurodegene-rative disease)是指脑和脊髓的神经细胞逐渐丧失,从而导致特定的神经系统功能障碍的疾病(Kovacs,2018)。但并非所有和中枢神经系统(脑和脊髓)有关的疾病都是神经退行性疾病,如肿瘤、脑出血和神经系统创伤等。它们的主要发病原因并非源自神经系统,所以不能被认为是神经退行性疾病。

神经退行性疾病按不同标准可以划分为不同类型。按发展时间可以将其分为急性神经退行性病和慢性神经退行病,前者主要包括脑卒中、脑损伤、癫痫等;后者主要包括阿尔茨海默病、帕金森病、肌萎缩侧索硬化、亨廷顿病等。按病变区域主要将其分为以下几类:

1. 大脑皮层变性

大脑皮层变性包括阿尔茨海默病、Creutzfeldt-Jakob病(海绵状变性)等。

2. 锥体外系统变性

锥体外系统变性包括亨廷顿病、肝豆状核变性、帕金森病、纹状体黑质变性等。

3. 脑干小脑变性

脑干小脑变性包括各种小脑型共济失调、脊髓小脑变性等。

4. 脊髓变性

脊髓变性包括进行性痉挛性截瘫、进行性后索变性、后侧索联合变性等。

5. 运动系统变性

运动系统变性包括各类运动神经元病,如肌萎缩侧索硬化、进行性脊髓性肌萎缩、进行性延髓麻痹等。

6. 自主神经系统变性

自主神经系统变性包括赖利-戴综合征、夏-德综合征。

7. 多系统变性

多系统变性包括上述 1、2、3、6 类的混合类型（Dugger et al.，2017）。

二、神经退行性疾病的主要种类

在所有的神经退行性疾病中，较常见的是帕金森病、痴呆症、肌萎缩侧索硬化和亨廷顿病，本节着重介绍这几种常见的疾病。

（一）帕金森病

1. 概述

帕金森病（Parkinson disease，PD）又名震颤麻痹，是一种常见的中老年人神经系统变性疾病。震颤、肌强直及运动减少是帕金森病的主要临床特征，其主要病变在黑质和纹状体。帕金森病是老年人中第四位常见的神经变性疾病。"帕金森病"的名称来自英国医师詹姆斯·帕金森，他于 1871 年发表了一篇名为《震颤麻痹论文》（*Essay on the Shaking Palsy*）的文章，首次详细地描述了该病的主要症状，主要表现为运动和非运动症状。主要运动症状包括肌肉僵硬、运动迟缓、震颤，晚期可表现出姿势不稳定；非运动症状可能出现得比较早，包括嗅觉丧失、便秘、情绪控制障碍及直立性低血压、言语与吞咽障碍等。帕金森病是仅次于痴呆症的第二大慢性神经退行性疾病，也是患病率、致残率和死亡率增长最快的疾病之一（Cabreira et al.，2019）。一旦诊断为帕金森病，患者通常需要长期医疗与护理，给家庭和个人造成严重的心理和经济负担。

2. 分类

帕金森病是一个统称，主要包括原发性帕金森病、继发性帕金森病和帕金森病叠加综合征。原发性帕金森病是指基底核的黑质色素组织异常，导致神经传导物质多巴胺（dopamine，DA）缺乏。原发性帕金森病患者由于发病隐匿且较缓慢，给家庭和个人造成严重的心理和经济负担。继发性帕金森病则起源于许多确定的病因，如病毒、中毒、相关药物、基底节肿瘤及血管疾病等。帕金森病叠加综合征是指患者在帕金森样表现外合并其他神经系统退行性改变的疾病总称，具体见表 1-1（O'Sullivan et al.，2014）。

3. 临床表现

帕金森病的病情评估一般采用 Hoehn-Yahr 分期（Kataoka et al.，2018）：Ⅰ期，单侧受影响；Ⅱ期，双侧受影响但无姿势平衡障碍；Ⅲ期，出现姿势平衡障碍，常容易跌倒；Ⅳ期，独立行走有困难，日常生活需要照顾；Ⅴ期，须依赖轮椅，或者无法起身。

表1-1 帕金森病分类及病因

分类	病因
原发性 帕金森病	迟发性(>40岁,常为散发的) 早发性(<40岁,常为家族性的) 青年发病(>21岁) 少年发病(<21岁)
继发性 帕金森病	病毒(如嗜睡性脑炎) 中毒(如CO、锰剂、甲基苯基四氢吡啶) 药物(如吩噻嗪类、利血平、丁酰苯类等) 血管疾病(多发性脑梗死) 基底节肿瘤 正常颅压脑积水 偏身帕金森病,偏身萎缩 代谢性 　·肝豆状核变性 　·肝性脑病 　·哈勒沃登-施帕茨病(苍白球黑质红核色素变性) 　·甲状旁腺功能减退性帕金森病
帕金森病 叠加综合征	进展性核上性麻痹 皮层-基底节变性 小脑/自主神经系统/锥体系障碍表现 　·多系统萎缩 　·纹状体黑质变性 　·夏-德综合征(特发性直立性低血压) 　·橄榄体脑桥小脑萎缩 　·马查多-约瑟夫病 显著且精神分裂症: 　·弥漫皮层路易体病 　·阿尔茨海默病伴发帕金森病 关岛性帕金森病-痴呆-肌萎缩侧索硬化 　·橄榄体脑桥黑质退变/失抑制-痴呆-帕金森病-肌萎缩复合征

帕金森病为慢性进展性疾病,其症状通常从一侧上肢开始,逐渐扩展至同侧下肢、对侧上肢及下肢。以静止性震颤、运动迟缓、肌强直和姿势步态异常等为主要特征,其中静止性震颤、运动障碍、肌强直是帕金森的三大核心运动症状。首发症状存在个体差异,以多动为主要表现者易于早期诊断。首发症状概率依次为震颤(70.5%)、强直或动作缓慢(19.7%)、灵活性下降和(或)写字障碍(12.6%)、步态障碍(11.5%)、肌痛痉挛和疼痛(8.2%)、精神障碍如抑郁和紧张

等(4.4%)、语言障碍(3.8%)、全身乏力和肌无力(2.7%)、流口水和面具脸(各1.6%)(Baat et al.，2018)。一般帕金森病从发病至确诊平均需要 2.5 年。

帕金森病多见于 60 岁以后的中老年,呈隐匿性发病。50 岁以上的患者占总患者数的 90% 以上,偶有 30 岁以下发病者,发病 5～8 年后约半数患者需要帮助。男性患者稍多于女性。

(1) 静止性震颤:为本病常见的首发症状,由肢体的主动肌与拮抗肌节律性交替收缩引起,多自一侧上肢远端开始,逐渐扩展到同侧下肢及对侧上下肢。下颌、口唇、舌及头部一般最后受累。手指的节律性震颤呈搓丸样动作。躯体震颤频率为 4～6 Hz,幅度不定,以粗大震颤为多。上肢震颤通常比下肢明显,先出现震颤的一侧始终比后出现的一侧更严重,表现为明显的不对称性。震颤于静止时明显,精神紧张、情绪激动时加剧,随意运动时减轻或暂时停止,睡眠时消失。强烈的意志和主观努力可暂时抑制震颤,但过后有加剧趋势。少数患者可能没有震颤表现,部分患者可合并轻度姿势性震颤。

(2) 运动障碍:是帕金森病的一种特殊运动症状,是帕金森病致残的主要原因。既往认为,运动障碍是肌强直所致,但手术治疗帕金森病后发现,手术可减轻甚至消除肌强直,却对运动减少或少动的影响不明显。临床上肌强直与少动之间的症状表现程度也不一致,目前认为运动减少与多巴胺缺乏有关,主要表现为以下几方面。

1) 运动启动困难和速度减慢:日常生活不能自理,坐下后不能起立,卧床时不能自行翻身,解系鞋带和纽扣、穿脱鞋袜或衣服、洗脸及刷牙等动作都有困难,重复运动易疲劳。

2) 多样性运动缺陷:表情缺乏、眨眼少、双眼凝视及"面具脸"为其特有面貌,严重者出现发音、咀嚼困难,并伴有由口、舌、腭及咽部等肌肉运动障碍引起的流涎现象。更严重者可发生吞咽困难,步行时上肢伴随动作减少或消失。

3) 运动变换困难:从一种运动状态向另一种运动状态转换困难,出现运动中止或重复。例如,行走中不能敬礼,回答问题时不能同时进行扣纽扣、系鞋带等精细动作,连续动作常有停顿。由于臂肌和手部肌肉强直,患者上肢不能做精细动作,会出现书写困难、所写的字弯曲不正、越写越小及写字过小症(micrographia)等症状。

(3) 肌强直:指主动肌和拮抗肌的张力同时增高。当关节做被动运动时,检查者感受到的阻力增高是均匀一致的,并且阻力大小不受被动运动速度和力量的影响。强直类型主要有两种:患者如出现类似弯曲软铅管的感觉,称为铅管样强直(leadpipe rigidity);如患者伴有震颤,则在伸屈关节时可感到在均匀阻力上出现断续的停顿,如同齿轮转动一样,称为齿轮样强直(cogwheel rigidity),以颈肌、肘、腕、肩、膝和踝关节活动时肌强直更显著。由于肌肉强直,患者的躯干、关节和颈肌等常呈现出一种特殊的姿势,称为屈曲体姿。表现为头部前倾、躯干俯屈、上臂内收、肘关节屈曲、腕关节伸直、手指内收、拇指对掌、指间关节伸直及髋关节和膝关节略为弯曲。随着疾病进展,这些姿势障碍逐渐加重。症状严重者腰部前弯几乎成直角;头部前倾严重时,下颌几乎可触及胸;肌强直严重者可引起肢体疼痛。帕金森病患者常因肌强直严重而出现腰痛、颈痛及肢体关节疼痛,老年患者有时易被误诊为颈、腰椎间盘突出,骨关节病或其他疾病等。

(4)姿势不稳:帕金森病最早被报道时就有学者提出姿势与步态异常为本病的主要表现。Martin 在 1967 年发表的论文中认为,姿势与步态的异常是由于伴随主动运动的反射性姿势调节障碍所致,可出现于帕金森病的早期。主要表现为起步困难、步行慢、前冲步态、步距小。行走时,起步困难,但一迈步后,即以极小的步伐向前冲去,越走越快,不能即时停步或转弯,称为慌张步态(festinating gait)。此外,患者还会出现转弯困难的情况。因躯干僵硬加上平衡障碍,故当患者企图转弯时,会采取连续小步使躯干和头部一起转向。由于姿势反射调节障碍,患者行走常发生不稳、跌倒,尤其在转弯、上下楼梯更易发生,立位时轻推(拉)患者,其躯体会出现明显不稳。有时行走过程中双脚突然不能抬起好像被黏住一样,这种现象称为渐冻现象。因平衡与姿势调节障碍,患者形成了头前屈、前倾、躯干前曲、屈膝、屈肘,双手置于躯干前,手指弯曲的姿态。

(5)其他症状:除了以上的运动症状,临床研究发现,部分患者还伴随非运动症状。主要表现为嗅觉减退、便秘、出汗异常、性功能障碍、直立性低血压(Palma et al.,2020)、皮脂溢出增多、吞咽困难、流涎、焦虑、疲劳、抑郁、睡眠紊乱、睡眠障碍,有的患者还会在睡眠时做噩梦、讲梦话。对于一些患者来说,这些非运动症状可能比运动症状更让人困扰,非运动症状甚至可能比运动症状早3~7 年出现。

4. 流行病学

自 20 世纪 90 年代以来,由于老龄人口数量的增加,帕金森病的全球负担已增加了 1 倍以上,流行病学的一项研究发现,帕金森病在 50 岁之前并不常见,但其患病率随年龄增长而增加,在 85~89 岁达到峰值(男性为 1.7%;女性为 1.2%),并在该年龄后降低,全球帕金森病患者为 6 100 万。据中华医学会等国内组织(中华医学会,2020)统计,2019 年我国 65 岁以上人群帕金森病的患病率为 1 700/10 万,患病率随年龄增长而逐渐增加,男性略多于女性。据估计,我国帕金森病患者已达到 260 万例,约占全球患者的一半,预计每年新增帕金森病患者近 20 万例,至 2030 年将有近 500 万例帕金森病患者。

（二）痴呆症

1. 概述

痴呆症是指因为脑部的退化或损伤造成认知或者行为的渐进性退化，主要包括记忆力、推理能力、抽象能力、注意力、语言能力、执行能力、社交行为能力等的衰退（Gale et al.，2018）。

2. 分类

痴呆症根据不同标准可分成不同类型，按发病时间可分成老年性痴呆和精神分裂症。老年性痴呆比较常见，好发于 65 岁以上的老年人，也有少部分是65 岁之前发病的，称为精神分裂症；根据发病原因可将痴呆症分为原发性痴呆症和继发性痴呆症：前者主要包括阿尔茨海默病与路易体痴呆，后者主要包括血管性痴呆与其他疾病造成的痴呆症；还可根据发病机制将其分为退化性痴呆症、血管性痴呆与其他痴呆症。退化性痴呆症包含阿尔茨海默病、路易体痴呆与额颞叶痴呆；血管性痴呆是脑血管性疾病所造成，特性是认知功能突然恶化；其他痴呆症的原因还包括帕金森病及其他脑部疾病。

（1）退化性痴呆症

1）阿尔茨海默病（Alzheimer's disease，AD）：是痴呆症最常见的类型，占病例的 60%～80%。有进行性记忆丧失和认知能力下降等表现，可导致患者日常生活、社交活动和工作的能力下降，并伴有各种神经精神症状和行为障碍。阿尔茨海默病是 1906 年由德国爱罗斯·阿尔茨海默（Alois Alzheimer）医师发现，因此以其命名。阿尔茨海默病是一种进行性疾病。在早期阶段，轻度患者会出现记忆力丧失；但到晚期阶段，患者会丧失对话和对周围环境做出反应的能力。阿尔茨海默病患者的平均寿命为患病后 4～8 年，但如果看护得当，其寿命可长达患病后 20 年。

2）路易体痴呆（dementia with Lewy body，DLB）：是退化性痴呆症中第二常见的病症。路易体是某种团状的蛋白质结构，存在于脑部的整个皮层及中脑和脑干区域。在 1912 年，神经学家 Frederich Lewy 首先描述了这些异常的蛋白质结构，通常在路易体痴呆患者的脑部特定区域可以找到异常的路易体沉积。路易体痴呆的特点是认知功能障碍与重复性跌倒。

3）额颞叶痴呆（frontotemporal dementia，FTD）：与阿尔茨海默病不同，额颞叶痴呆病情进展较快，平均是 6～8 年。患者早期记忆力表现正常，有良好的生活自理能力，但社交礼仪、复杂计划安排和个性行为会出现明显的改变，包括不爱讲话、注意力不足等，但患者无法觉察自身个性与行为上的任何变化。

（2）血管性痴呆（vascular dementia，VD）：也是由爱罗斯·阿尔茨海默发现的病症。血管性痴呆主要有 3 个病因：大血管阻塞、小血管阻塞、慢性皮层下缺血。

阻塞的血管不同,所造成的临床症状也有差异。临床表现大致可以分为皮层症状和皮层下症状。皮层症状主要影响额叶、颞叶和顶叶,产生的临床症状有失语、失用、尿失禁、易怒等;皮层下症状有姿势不稳、心情低落、记忆力丧失等。

(3) 其他痴呆症:帕金森病、脑瘤与维生素 B_{12} 缺乏等原因所造成的痴呆症。此类痴呆症发生在帕金森病的晚期,主要与 α-突触核蛋白增殖相关(Smith et al., 2019)。帕金森痴呆症与路易体痴呆引起的认知障碍相重叠,表现为渐进性执行功能障碍、视觉空间异常和记忆障碍,记忆障碍在帕金森痴呆症中的表现更为严重。肌强直帕金森病患者比震颤型、混合型帕金森病患者更容易出现痴呆。

3. 流行病学

2016 年,全球痴呆症患者人数为 4 380 万,高于 1990 年的 2 020 万。2016 年,患有痴呆症的女性人数多于男性,因痴呆症导致的死亡人数增加了 148%,死亡人数为 2 400 万,占总死亡人数的 4.4%(2019)。国际阿尔茨海默病协会(Alzheimer's Disease International, ADI)发布报告(2020),估计 2019 年全球痴呆症患者超过 5 000 万,每 3 秒就有一人确诊,到 2050 年,这一数字或将增加至 1.52 亿。截至 2019 年,全世界 65 岁以上老年人中约 5% 患有老年痴呆;2020 年,在欧美等发达国家中有 1/5~1/4 的老年人患有老年痴呆,且老年痴呆已上升为 75 岁以上老年人致死病因的第四位。在我国,随着经济的快速腾飞,人口老龄化也在逐渐加重,目前我国阿尔茨海默病的患病率已居世界第一,老年人群阿尔茨海默病患病人数已经超过 600 万,预计到 2050 年患病人数将超过 2 000 万。

2019 年,世界卫生组织(WHO)发布的健康新指南中指出,截至 2019 年,全世界约有 5 000 万人患有阿尔茨海默病或其他类型的痴呆症,约 60% 的痴呆症患者来自低收入或中等收入国家,其中中国就有 1 000 多万患者。预计 2030 年痴呆症患者总数将达到 8 200 万,2050 年将达到 1.52 亿。2021 年,由美国阿尔茨海默病协会发布的《阿尔茨海默病事实和数据》(*Alzheimer's Disease Facts and Figure Report*)显示:2021 年超过 600 万美国人患有阿尔茨海默病,阿尔茨海默病导致的死亡患者人数超过了乳腺癌和前列腺癌的总和。2021 年,美国将花费了约 3 550 亿美元用于阿尔茨海默病及其他痴呆症的治疗,到 2050 年这些成本将上升至 1.1 万亿美元。

(三) 肌萎缩侧索硬化

肌萎缩侧索硬化又称肌萎缩型脊髓侧索硬化症或失养性脊髓侧索硬化症,是一种进行性运动神经元退化的疾病,俗称渐冻症。美国著名棒球选手 Lou Gehrig 于 40 岁左右发病,所以美国将肌萎缩侧索硬化又称为 Lou Gehrig 病。运动神经元病是与上、下运动神经元变性有关的一类神经退行性疾病，包括肌萎缩性侧索硬化、脊髓性肌萎缩、遗传性痉挛性截瘫、原发性侧索硬化、进行性肌萎缩和假性球性麻痹。其中，肌萎缩侧索硬化是最常见的运动神经元病，其临床特征是广泛性麻痹，通常由于呼吸衰竭导致死亡，约50%确诊患者在15～20个月死亡。

在全球范围内，每年每10万人中就有0.78人是肌萎缩侧索硬化患者。2016年，我国因肌萎缩侧索硬化死亡的人数为2 988，患病人数为54 405（Daniele et al.，2018）。《罕见病诊疗指南（2019年版）》显示，欧洲及美国年发病率是2/10万～3/10万，全球每10万人就有3万～5万人患病。常于50～75岁发病，发病率不随着年龄增加而增高。我国的流行病学数据显示，肌萎缩侧索硬化发病率约0.6/10万人，患病率约3.1/10万人（国家卫生健康委员会，2019）。

（四）亨廷顿病

据说130多年以前，在亨廷顿（Huntington）家族发现了一种医学界前所未见的奇怪的病：家族的一些成员成年后会突然开始跳舞不止，直到在舞蹈中离世。于是，医学界便把此种病症命名为亨廷顿病。亨廷顿病（Huntington disease，HD）是一种染色体显性遗传所造成的脑部皮层与尾状核神经元细胞退化，从而导致神经传导物质抑制剂缺乏、运动神经系统等持续性兴奋而不能产生自主运动的一种疾病。亨廷顿在1872年描述了相关症状，主要有：

（1）手指、下肢与躯干的不自主短暂动作，动作幅度较大且随年龄增加会逐渐动作僵硬。

（2）认知能力下降。

（3）性格变化且容易发怒。

（4）亨廷顿病步态与帕金森病步态类似，但其步数较少、步距更宽、身体易出现侧向摇晃。

亨廷顿病的患病率在不同人群中差异很大，在西方国家，亨廷顿病的患病率为10.6/10万～13.7/10万。亚洲的亨廷顿病发病率较低，每100万人中有1～7人患病。在南非，与白种人和混合人种相比，黑种人的死亡率更低。

第二节　神经退行性疾病的危害

一、帕金森病的危害

（一）疲劳

疲劳是一种常见的与帕金森病相关的症状。长时间的肌肉僵硬是造成患者肌肉疲乏的重要原因。随着疾病的进展,疲劳对生活质量的影响增加,一般使用多维疲劳调查表对帕金森病患者疲劳进行评估。多维疲劳调查表是一个20项自我报告量表,用于评估总体疲劳、身体疲劳、精神疲劳、动力下降及活动受限。

(二)跌倒

帕金森病的病程和严重程度与跌倒风险明显相关。其中,最明显的是平衡能力和步行能力下降,包括凝冻步态(freeze of gait,FOG)、身体重心前移、翻正反射受损及运动控制障碍等。研究发现,超过一半(54.6%)的帕金森病患者在过去两年内有多于一次的跌倒病史,其中65%的跌倒患者造成身体上的伤害,75.5%的跌倒患者需要医疗照顾,受伤原因则以骨折最多(33.0%)。在骨折的患者里,髋关节及骨盆骨折患者最多(27.8%),躯干次之,然后是手部及腕关节(15.9%)。跌倒不仅影响患者的生理及心理健康,也严重影响他们的生活质量。害怕跌倒的心理及跌倒造成的伤害会限制患者的日常生活活动,导致患者社交障碍、体适能下降等。所以,预防跌倒对帕金森病患者来说非常有必要,准确记录跌倒事件与发生跌倒时周围所处的环境可能有助于预防再次跌倒。例如,跌倒时正在进行的活动、跌倒时穿的鞋子和跌倒时的身体疲劳程度等都应被记录下来。

(三)心肺功能

帕金森病患者疾病后期须注意呼吸能力、肺扩张能力及心肺耐力。呼吸功能检查包括肋骨的扩张、胸壁的运动及胸廓的扩张。客观的测量包括呼吸速率和胸廓周径测量。当患者有明显呼吸功能障碍时建议检查最大吸气量及最大呼气量等相关参数。

二、阿尔茨海默病的危害

(一)跌倒

老年痴呆症患者由于认知功能缺损,常常缺乏对疾病的自我意识,不清楚可能造成跌倒的风险,所以应有离床检测器,以防自行下床走路。另外,最好检查其居住环境,排除可能的危险因子和障碍。对于容易跌倒的痴呆症患者,还应给予个性化运动方案。运动类型主要包括下肢肌肉群的功能性运动、平衡、协调、肌力训练、心肺有氧运动等。功能性运动则包括由坐到站、重心转移等。平衡及协调性运动包括改良的太极运动、登台阶、抛接球等。肌力训练可以使用自重或者弹力带等进行。心肺有氧训练可以通过健走活动等。

（二）疼痛

老年性痴呆症患者常因关节退化引起疼痛问题，如腰痛、膝关节退化酸痛无力、肩关节疼痛等，或是因行走变少、长时间坐姿引起的下肢足踝肿胀，以上问题常是因为语言障碍或者认知缺损，而无法清楚表达。

三、亨廷顿病的危害

（一）吞咽障碍

吞咽障碍可能在疾病的早期阶段发生，并在以后的阶段成为主要问题，因为它会引起反复窒息并导致继发性支气管肺部感染甚至心脏骤停。鉴于此，应对亨廷顿病患者提供定期的吞咽障碍评估。一旦出现紊乱建议转诊语言治疗师，可能有助于控制病情恶化。吞咽障碍的辅助评估包括以下内容：全面的运动技能、呼吸状况、牙齿健康状况、情绪、行为和情绪状况、认知状况、营养和水合状况检查。可向患者提供有关安全吞咽程序、姿势和位置变化的信息和建议，帮助其避免误吸并改善吞咽障碍。吞咽顺序个性化和吞咽后咳嗽的口腔锻炼也可能会改善吞咽困难。同时，要加强对护理人员的教育，因为他们经常管理患者的饮食和吞咽方式。严重的吞咽障碍会影响患者的营养和生活质量，可考虑使用经皮内镜下胃造口术（percutaneous endoscopic gastrostomy，PEG），并应与患者和护理人员逐案讨论。

（二）自杀念头或自杀企图

自杀念头或自杀企图在亨廷顿病中很常见，并与自杀家族史、既往自杀企图史以及抑郁症相关。自杀企图在前驱阶段特别明显，但无论在哪个阶段，都应评估患者自杀风险。在诊断时，尤其是当疾病开始影响日常生活时必须要保持警惕。应评估主要的风险因素，如潜在的抑郁症、社会孤立和冲动。

（三）肺功能下降和呼吸肌力量下降

肺功能下降和呼吸肌力量下降不仅仅出现于疾病晚期，其可能更早发生，有证据表明亨廷顿病患者的上呼吸道发生了某些变化，如咳嗽效率降低、肺容量减少，导致呼吸强度下降。这些障碍对呼吸功能产生了负面影响，使患者呼吸道容易受到感染。基于家庭的呼吸肌训练计划在一定程度上可以明显改善的亨廷顿病患者的肺功能，但对患者吞咽功能、呼吸困难和运动能力的影响较小。

四、肌萎缩侧索硬化的危害

(一) 呼吸衰竭

呼吸衰竭是肌萎缩侧索硬化死亡的主要原因。在没有潜在的内在肺部疾病的情况下，肌萎缩侧索硬化的呼吸衰竭纯粹是机械性的。由于呼吸肌无力，吸气时肺部不会完全膨胀。患者在确诊肌萎缩侧索硬化后，应立即告知患者其存在呼吸衰竭的风险，使患者及家属有充分的时间来考虑，并能在理智情况下而非危急状态下做出决定。告知内容应包含各种类型辅助通气设备的优缺点。

(二) 其他危害

疼痛、生活质量和行动不便，尽管这些不是肌萎缩侧索硬化的主要症状，但大多数肌萎缩侧索硬化患者会由于该疾病的并发症而遭受严重疼痛。而且，患有疼痛的肌萎缩侧索硬化患者具有更高的抑郁风险，对生活质量的负面影响更大。最近的研究报告表明，绝大多数肌萎缩侧索硬化患者报告了疼痛问题。临床医生应注意有疼痛和抑郁症状的肌萎缩侧索硬化患者，并考虑疾病对他们生活质量的负面影响。肌萎缩侧索硬化的疼痛很可能主要源于不活动所引起的粘连性关节囊炎、机械性背痛、神经性疼痛等，但目前这方面的研究较少。

第三节　神经退行性疾病的发病原因

神经退行性疾病是影响全世界数百万人的最严重的健康疾病之一。神经退行性疾病的特征是中枢神经系统的神经元逐渐退化或死亡 (Fan et al., 2019)，主要包括阿尔茨海默病、帕金森病、亨廷顿病和肌萎缩侧索硬化这四大神经退行性疾病。这些疾病临床上均表现出一定的认知功能下降、运动障碍等。关于神经退行性疾病的研究已有多年历史，其发病原因及机制十分复杂，至今仍未完全明确其发病机制。这也导致了目前大多数的神经退行性疾病没有找到有效的治疗方法。尽管如此，随着研究的不断深入，学者们发现神经退行性疾病的发生和发展与以下因素有关。

一、遗传因素

遗传因素是神经退行性疾病的发病原因之一。根据有无家族史，阿尔茨海默病可分为家族性阿尔茨海默病 (familial Alz-heimer's disease，FAD) 和散发性阿尔茨海默病 (sporadic Alz-heimer's disease，SAD)，其中家族性阿尔茨海默病占 10%。研究人员发现，有一个或多个一级亲属(父母、子女或亲兄弟姐妹)患阿尔茨海默病的群体老年痴呆症的患病风险显著增加（Cannon-Albright et al.，2019）。

在早发性阿尔茨海默病患者中发现 *APP*、*PSEN1*、*PSEN2* 这 3 种基因的突变。如果从父母中遗传了其中一个突变基因，那么罹患早发性阿尔茨海默病的概率几乎是 100%。同样，研究也发现晚发性阿尔茨海默病与载脂蛋白 E(ApoE)基因高度相关，携带 1 个 *ApoE ε4* 等位基因者阿尔茨海默病的患病风险增加 3 倍，携带 2 个 *ApoE ε4* 等位基因者阿尔茨海默病的患病风险增加 12 倍。这说明晚发性阿尔茨海默病可能也与基因有关。

有 10%～15% 的帕金森病患者有阳性的家族史，大量特异性的突变和基因被证实与帕金森病有关，如 *PARK1*、*DJ-1*、*PINK1*、*LRRK2*、*GBA* 等，遗传因素在年轻的帕金森患者(40 岁以下)的发病中可能起着更为重要的作用。

亨廷顿病是由亨廷顿基因中 *CAG* 重复扩增引起的常染色体显性遗传的神经退行性疾病。*CAG* 重复次数通常不超过 36，然而，在亨廷顿病患者中，*CAG* 重复次数则高于 36。突变的 HTT 蛋白(mHTT)会导致纹状体神经元功能障碍，突触丧失，并最终导致神经元变性（Essen et al.，2020）。

肌萎缩侧索硬化中有 5%～10% 是家族性的。目前，已有 20 多个基因被确定为肌萎缩侧索硬化的致病基因。家族性肌萎缩侧索硬化致病基因有 *SOD1*、*FUS*、*TARDBP*、*ERBB4*、*C9ORF72*、*VCP* 和 *HNRNPA1*，而散发性肌萎缩侧索硬化的致病基因有 *SOD1*、*FUS*、*TARDBP*、*C9ORF72*、*VCP* 和 *SETX*（Naruse et al.，2019）。

二、衰老

衰老是一个普遍的过程，其特征是生物学变化的积累会导致机体功能随着时间的推移而下降。人的衰老伴随着认知和身体障碍的逐步积累，以及患多种疾病的风险增加。衰老是神经退行性疾病发展的最重要风险因素，通常大多数神经退行性疾病表现在老年人中。许多神经退行性疾病如阿尔茨海默病、帕金森病等，其发病率都有随着年龄的增长患病风险增加的现象。在细胞水平上，脑老化的特征是炎症加剧、氧化应激、基因组不稳定性增加、代谢改变和蛋白质稳态失调，从而导致细胞废物的积累（Daniele et al.，2018）。

研究发现，神经退行性疾病的特征包括淀粉样斑块（amyloid plaque，AP）、神经原纤维缠结（neurofibrillary tangle，NFT）、路易体、TDP-43，它们也在未被诊断患有神经系统疾病的老年人的大脑尸检中发现（Daniele et al.，2018）。但目前，这种病变的原因和机制仍然是未知的，神经退行疾病的患者脑内废弃物堆积的特征，实际上在大多数老年人的大脑中都存在。

三、蛋白聚集

常见的神经退行性疾病以淀粉样蛋白沉积为特征,淀粉样蛋白可以广义地被定义为不溶的蛋白质聚集体,其可以通过添加单体来使其作为自身复制的模板。该特征可能是神经退行性疾病病理进展的基础。一些淀粉样蛋白可能具有适应性的生理功能,但是,大多数淀粉样蛋白被认为是异常的,许多不同的淀粉样蛋白,包括β-淀粉样蛋白、tau蛋白和α-突触核蛋白均在实验系统中表现出与感染性阮蛋白相似的特性:离散和自我复制的淀粉样结构、聚集的跨细胞传播和可传播的神经病理学(Vaquer-Alicea et al.,2019)。

大量研究表明,很多神经退行性疾病均伴随蛋白的错误折叠和聚集。蛋白质发生错误折叠在很大程度上会影响其生物学功能的正常发挥,甚至产生有害的低聚物,这与细胞内翻译过程中分子伴侣和蛋白酶的结合密切相关。蛋白质聚集以聚集核的出现作为开始标志。一旦成核,细胞内有聚集倾向的蛋白质单体即发生随机折叠而产生错误折叠,形成没有功能的蛋白质寡聚体,寡聚体进一步聚集形成纤维集合体。寡聚体和多聚体可以被多种蛋白分子伴侣,通过泛素-蛋白酶体或者自噬作用降解;降解失败的寡聚体和多聚体会产生细胞毒性,引起细胞死亡和炎症。上述提到的神经退行性疾病如阿尔茨海默病、帕金森病、亨廷顿病、肌萎缩侧索硬化均与错误折叠的蛋白质聚集和沉积有关,如阿尔茨海默病患者大脑中的淀粉样斑块和神经原纤维缠结;帕金森病患者脑内α-突触核蛋白聚集形成的路易体;亨廷顿病中患者脑脊液中的HTT蛋白;肌萎缩侧索硬化中患者脑内的蛋白缩短变异体。然而,基于清除淀粉样蛋白斑块或蛋白聚合物研制的药物,均不能显著改善疾病的进展及认知功能的衰退,故目前尚不能确定是蛋白异常折叠、聚集导致了神经死亡还是神经退行的发生形成了蛋白聚集,以及最早的病理改变是起源于脑干的核团还是外周输入途径抑或肠道,这些问题还有待于进一步研究。

四、氧化应激

氧化应激导致的特定区域神经细胞功能紊乱是神经退行性疾病的重要发病机制,其主要临床表现是学习记忆功能障碍。有研究证实,神经元DNA氧化损伤与认知缺陷密切相关,且在各种神经退行性疾病病理改变的早期发生。细胞活性氧(reactive oxygen species,ROS)的产生是几乎所有细胞的一个重要特征。ROS是新陈代谢的必然产物,因而也是生命本身。它们在调节多种细胞过程中发挥重要作用,介导细胞活动,如炎症、细胞存活和应激反应,以及许多疾病,包括心血管疾病、肌肉功能障碍、过敏、癌症和神经变性。有研究发现,由线粒体呼吸链产生的氧化代谢主要副产物ROS生成过多,可能会导致线粒体损伤。

阿尔茨海默病患者 ROS 水平升高，严重者内质网蛋白折叠功能受损，蛋白酶及自噬介导的受损蛋白清除功能下降，促使 β-淀粉样蛋白和 tau 蛋白积聚。阿尔茨海默病具体病因和发病机制尚不清楚，但氧化损伤是一个关键的组成部分（Butterfield et al.，2019）。大脑主要以葡萄糖作为能量来源，但在阿尔茨海默病和遗忘性轻度认知损害中，葡萄糖代谢显著降低，可能至少部分归因于涉及糖酵解、三羧酸循环和 ATP 生物合成酶的氧化损伤。因此，认知功能所需的 ATP 生物合成过程受损，可导致突触功能障碍和神经元死亡，从而使关键脑区变薄。实际上，α-突触核蛋白已经成为帕金森病发展的重要标志，由于存在 α-突触核蛋白而被激活的单核细胞会在大脑中黑质的神经细胞中引起更多的炎症。2009 年，有研究认为迷走神经元中的氧化应激可能会导致 α-突触核蛋白被激活，该 α-突触核蛋白可以从病灶（如阑尾）转运到大脑黑质中。β-淀粉样蛋白肽是 38～43 个氨基酸的残基肽，它是由淀粉样前体蛋白（一种在各种组织中，尤其是在中枢神经系统中表达的 1 型跨膜蛋白）的 β-分泌酶和 γ-分泌酶进行酶切割后产生的。一些证据表明，氧化应激和亚硝化应激在阿尔茨海默病的发病机制中起关键作用，氧化应激发生在阿尔茨海默病的早期，与 β-淀粉样蛋白的存在有关。导致肌萎缩侧索硬化病理的因素之一是与线粒体过度分裂和断裂相关的线粒体功能障碍，这主要是由 Drp1 过度激活介导的。另外，亨廷顿病患者体内线粒体形态和功能稳定相关蛋白的相互作用紊乱，常导致能量供应不足和神经退化。在亨廷顿病的心脏模型中，Drp1/Fis1 介导的线粒体片段化可导致溶酶体功能障碍（Joshi et al.，2019）。

五、炎症

炎症是研究神经退行性病理的另一个关键因素。几乎在每一个生命体中都能发现炎症随着年龄的增长而失调，但在正常情况下，炎症在器官的修复和维持中又起着至关重要的作用。炎症是身体对抗任何潜在伤害的一种免疫反应。炎症分为急性炎症和慢性炎症。急性炎症的特点是疼痛、肿胀、发热、发红等，如碰撞桌椅的疼痛、扭伤关节的疼痛和红肿等。这类炎症可能持续几个小时，或者数天数周。身体恢复正常之后，炎症也就消失了。慢性炎症让身体长期处于戒备的状态，持续性压力源的刺激会让机体免疫系统不堪重负，从而导致炎症增加，细胞改变，最终导致组织和器官损伤（Daniele et al.，2018）。炎症也逐渐被认为与神经退行性疾病的发生发展及并发症有关。

据报道，不同炎症介质与肌萎缩侧索硬化之间存在相互关系。Th1 细胞因子包括 IFN-γ、TNF-α、IL-1、IL-2、IL-6 和 TGF-β，可以诱发细胞自噬，而经典的 Th2 细胞因子包括 IL-4、IL-10 和 IL-13，Th2 细胞因子则作为抑制剂抑制

Th1 细胞的增殖（Matsuzawa-Ishimoto et al.，2018）。阿尔茨海默病患者体内的 tau 蛋白发生了化学变化，使得细胞的机械稳定性受损，从而导致细胞死亡。最近的研究发现，在炎性过程中起着核心作用的 NLRP3 炎性体及其引发的炎性反应在 tau 蛋白病变的出现中起着重要作用，这种炎性体影响了诱导 tau 蛋白过度磷酸化的酶。这种化学变化最终导致它们与神经元骨架分离并聚集在一起（Ising et al.，2019）。帕金森病的新研究也提示自噬可调节小胶质细胞炎性反应。

六、兴奋性毒性

谷氨酸是哺乳动物中枢神经系统中含量最丰富的神经递质，介导兴奋性突触传递。它可以与离子型、代谢型受体相互作用，后者属于谷氨酸受体。

在所有谷氨酸受体中，由 4 个亚基（GluA1～GluA4）组成的 α-氨基-3-羟基-5-甲基-4-异噁唑受体（α-amino-3-hydroxy-5-methyl-4-isoxazolepropionic acid receptor，AMPAR）被认为是中枢神经系统中兴奋性神经传递的最重要介质。N-甲基-D-天冬氨酸受体（N-methyl-D-aspartic acid receptor，NMDA 受体）由 3 个亚基（NR1～NR3）组成，涉及从学习和记忆到神经退行性变的各种过程（Serwach et al.，2019）。代谢型谷氨酸受体（metabotropic glutamate receptor，mGluRs）分为 3 类（Ⅰ、Ⅱ和Ⅲ），在中枢神经系统中分布广泛，并在突触传递和活性依赖性突触可塑性中起关键作用（Serwach et al.，2019）。

但是，过高的谷氨酸浓度会导致谷氨酸兴奋性毒性，也会导致神经元功能障碍和变性。谷氨酸兴奋性毒性也与慢性神经退行性疾病有关，其中包括阿尔茨海默病、帕金森病和亨廷顿病。长时间暴露于谷氨酸盐，增加细胞外 Ca^{2+} 的流入，导致细胞内的 Ca^{2+} 超载。Busche 等（Busche et al.，2016）认为，β-淀粉样蛋白低聚物破坏了突触兴奋和抑制之间的平衡，导致大脑皮层和海马神经元过度活化，并导致 Ca^{2+} 超负荷。海马内质网 Ca^{2+} 储存通过 mGluR5 的激活而重新被填充，进而导致内质网 Ca^{2+} 浓度升高。亨廷顿病的特征是分子水平上的许多变化，其中包括在扰动的 Ca^{2+} 体内稳态（Pchitskaya et al.，2018）。对携带亨廷顿病疾病基因（mHTT）的转基因小鼠的研究表明，NMDA 受体的活化常伴有兴奋性毒性和细胞内 Ca^{2+} 水平增加，NMDA 受体是亨廷顿病中显著的致病因子，Ca^{2+} 稳态的失调被认为是亨廷顿病的病理标志。

七、金属离子紊乱

金属离子参与生命过程，发挥着各种各样的生物学功能。近年来，金属离子的各种机制对神经退行性疾病的影响也逐渐被认识。某些金属离子如

Fe^{2+}/Fe^{3+}、Zn^{2+}、Cu^{2+}、Ca^{2+}、Na^+ 等在大脑的各个部位发挥着重要的生理功能，这意味着，如果出现离子水平的紊乱，就会导致机体生物水平失衡，人体出现异常，进而引发诸如神经退行性疾病等疾病的发生。

细胞中金属稳态失衡和长期暴露在有毒的金属物中可能会导致阿尔茨海默病。研究人员采用 mRNA 剪接发现，暴露在不同重金属中，帕金森病和阿尔茨海默病的有关蛋白质发生了明显的变化（Karri et al.，2018）。有研究证明，金属稳态失衡与阿尔茨海默病的病理特点相关有关（Yang et al.，2019）。金属离子还可以促进 β-淀粉样蛋白聚集，导致氧化应激，这是阿尔茨海默病发病过程中的重要环节（Huat et al.，2019）。金属离子可能参与神经原纤维缠结的形成过程（Liu Y. et al.，2019）。分子遗传学表明，家族性肌萎缩侧索硬化患者体内的铜/锌超氧化物歧化酶发生了基因突变。帕金森病患者脑内基底神经节中 Fe^{3+} 的含量提升会导致铁蛋白增加，使得基因表带发生变化。

八、其他因素

除了以上提到的致病因素和机制，如牙龈疾病相关的疱疹病毒感染、朊病毒感染甚至是肠道菌群失调、性别等因素都有可能与神经退行性疾病，目前科学家正致力于研究各种不同的致病机制。

第四节　目前常用早期诊断手段

一、帕金森病的早期诊断

（一）脑成像和其他影像学工具

磁共振成像（magnetic resonance imaging，MRI）、单光子发射计算机断层成像（single photon emission computed tomography，SPECT）和正电子发射体层成像（positron emission tomography，PET）可对帕金森病患者体内的结构、功能和分子变化进行脑成像。传统的结构成像通常显示早期帕金森病患者的影像学是正常的。MRI 可用于识别与其他形式的帕金森病相关的结构性病变，如血管或肿瘤的结构性病变，功能磁共振成像（fMRI）有助于检测帕金森病患者的脑血管损害并量化脑萎缩，用 PET 或 SPECT 成像是检测分子水平体内大脑变化的有效方法。在帕金森病患者体内，突触前多巴胺功能的 PET 和 SPECT 成像显示 2 型囊泡单胺转运蛋白（vesicular monamine transporter，VMAT-2）、多巴胺转运蛋白（dopamine transporter，DAT）和芳香族 L-氨基酸脱羧酶（aromatic L-amino acid decarboxylase，L-AAAD）明显减少。

（二）药物

如果患者症状和神经系统检查无法确诊时，可借助一种专门检查帕金森病的药物，以获取更多信息。特发性帕金森病通常对此药物有积极、可预测的反应。

目前，并没有针对帕金森病的标准生物学检查，如血液检查。但是，研究人员正在积极尝试寻找血液和其他体液中的生物标志物以确诊患者患病。

二、阿尔茨海默病的早期诊断

（一）用于早期检测的生物标志物

当前对阿尔茨海默病的诊断主要依靠记录神经衰弱，在这一点上阿尔茨海默病已经造成了患者严重的脑损伤。研究人员希望在这些破坏症状开始之前找到一种简单而准确的方法来检测阿尔茨海默病，生物标志物提供了最有前途的途径之一。生物标志物可以准确测量，且可靠地指示疾病的存在。目前，正在研究几种潜在的生物标志物，在阿尔茨海默病早期阶段正在研究的实例包括脑脊液中的 β-淀粉样蛋白和 tau 蛋白水平。有研究表明，阿尔茨海默病的早期阶段的 tau 蛋白和 β-淀粉样蛋白的脑脊液水平发生变化。

（二）阿尔茨海默病研究中使用的成像技术

结构成像可提供有关脑组织的形状、位置和体积的信息。结构技术包括 MRI 和计算机断层扫描（computed tomography，CT）。

功能成像通过显示细胞如何积极利用糖或氧气来揭示大脑各个区域的细胞运作情况。功能技术包括 PET 和 fMRI。

分子成像使用高度靶向的放射性示踪剂来检测与特定疾病有关的细胞或化学变化。分子成像技术包括 PET、fMRI 和 SPECT。

1. 结构成像

结构成像研究表明，阿尔茨海默病患者的大脑会随着疾病的进展而显著萎缩，因此，特定大脑区域（如海马）的萎缩可能是阿尔茨海默病的早期征兆。但是，科学家们尚未就脑容量的标准化值达成共识，该标准化值将确定单个时间点上任何个人特定收缩量的重要性。目前，已使用这些测试来排除可能导致类似阿尔茨海默病症状但需要不同治疗的其他疾病。结构成像可以显示出脑瘤、脑卒中或轻微脑卒中的迹象、严重的头部外伤或大脑中积聚的液体。

2. 功能成像

功能成像研究表明，患有阿尔茨海默病的人脑细胞活性通常在某些区域降低。例如，对氟代脱氧葡萄糖-PET 的研究表明，阿尔茨海默病通常与记忆、学习和解决问题等重要脑区的葡萄糖摄入减少有关。但是，与通过结构成像检测到的萎缩一样，还没有足够的信息来将这些活动减少的一般模式转换为有关个体的诊断信息。

3. 分子成像

分子成像是目前比较热门的研究领域，研究人员希望通过这个技术寻找早期诊断阿尔茨海默病的新方法。通过分子成像技术可能会发现生物学线索，以证明阿尔茨海默病在对大脑结构功能或认知造成不可逆转的损害之前就已经发生。分子成像还可能为检测疾病进展并评估治疗方法有效性提供新的方向。目前，研究人员正在研究几种分子成像化合物来检测大脑中的 β-淀粉样蛋白。

（三）血液和尿液检查

研究人员还在探索阿尔茨海默病是否会在症状出现之前引起尿液或血液中 tau 蛋白、β-淀粉样蛋白或其他生物标志物的一致可测量的变化。

（四）遗传基因检测

目前，已经鉴定出与阿尔茨海默病疾病相关的 3 种罕见变异基因，还有几种增加患病风险的基因，但有这些基因不能保证一个人一定就会患上这种疾病，基因谱分析可能成为更广泛使用的有价值的风险评估工具。一些临床试验中包括对 $ApoE\ \varepsilon e4$（最强风险基因）的基因检测，以提示个体罹患该疾病。目前不建议在研究环境之外进行 $ApoE\ \varepsilon4$ 基因测试，因为尚无可改变阿尔茨海默病病程的治疗方法。

三、亨廷顿病的早期诊断

（一）神经学检查

神经科医生将对患者进行深入采访，以获取病史并排除其他情况。神经和身体功能的测试可以检查神经反射、平衡性、运动能力、肌肉张力、听力、步行和精神状态，也可以将患有亨廷顿病的人转介给其他医疗保健专业人员，如精神科医生、遗传顾问、临床神经心理学家或言语病理学家，以进行专门的管理和（或）诊断。

（二）家族病史

医师用来判断是否为亨廷顿病的一条重要信息是获取家族病史。有家族病史的家庭成员应坦诚和诚实地对待医护人员，因为可能没有准确诊断出另一位家庭成员患有该病,但认为他还有其他问题。

(三) 基因检测

基因检测是诊断亨廷顿病的最有效、最准确的方法,它的基本流程是提取血液样本中的 DNA,检测其亨廷顿病基因中 CAG 的重复次数。重复次数达到 36 次以上则可确诊为亨廷顿病患者,少于 26 次则排除患病可能。也有一小部分人亨廷顿病基因中的 CAG 重复次数处于临界范围,对于这类人群,医生可能会要求其他家庭成员参加神经学检查和基因检测,以使他们更清楚地了解疾病风险。

(四) 诊断成像

迄今,MRI 是亨廷顿病中应用最广泛的影像学检查。追踪评估亨廷顿病患者灰质和白质体积的变化,时间间隔 1 年。随着疾病的进展,这些扫描通常显示出纹状体和皮质萎缩,还可见脑室扩大。但是,有这些变化的人不一定诊断为亨廷顿病,其也可能是其他疾病引发的。相反,也可能患者已有亨廷顿病的早期症状,但 MRI 结果却是正常的。其他影像学检查如 fMRI 在显性疾病前和显性疾病中均显示异常。此外,使用 PET 就能够在症状出现前 25 年甚至在灰质和白质变化发生之前检测到亨廷顿病患者大脑灰质和白质的变化。

四、肌萎缩侧索硬化的早期诊断

肌萎缩侧索硬化是一种难以诊断的疾病,尽管已经进行了大量研究,但肌萎缩侧索硬化潜在的病理生理学变化尚不清楚,且由于临床异质性,肌萎缩侧索硬化疾病的早期诊断非常困难。临床检查和一系列诊断检测(通常排除与肌萎缩侧索硬化相似的其他疾病)可以帮助诊断。全面的诊断检查包括以下过程:

(1) 电诊断检查:包括切除术和神经传导速度(nerve conduction velocity, NCV)检查。

(2) 血液和尿液检查:包括高分辨率血清蛋白电泳、甲状腺和甲状旁腺激素水平及对重金属的 24 h 尿液收集。

(3) X 射线、MRI。

(4) 颈椎脊髓造影。

(5) 肌肉和神经活检。

(6) 全面的神经系统检查。

<h1 style="text-align:center">第五节 目前常用治疗手段及效果</h1>

　　神经退行性疾病的发病涉及多种机制，而对于疾病的治疗大多是针对发病机制中的某些环节展开的。治疗神经退行性疾病宜采取综合性的治疗方法，包括临床治疗、康复治疗、对症治疗、支持治疗及运动疗法等多种方式方法。疾病早期可以尝试通过非临床治疗的方法去控制疾病进程，继而使用临床治疗、康复治疗等来控制延缓病情。主要治疗目标是减轻患者的认知功能障碍、改善运动症状、纠正异常精神行为、改善情绪，最大限度地提高患者日常生活的自我管理能力，促进患者融入正常的社会生活。

一、临床治疗

（一）药物治疗

　　目前，药物治疗是许多神经退行性疾病的首选，也是疾病治疗过程中主要的治疗手段。

　　1. 阿尔茨海默病的药物治疗

　　治疗阿尔茨海默病的药物中公认疗效确切的药物主要是胆碱酯酶抑制药（cholinesterase inhibitors，ChEI）和 NMDA 受体结合剂，辅助治疗药物主要是一些可以改善脑内血液循环的药物、促进脑代谢的药物、清除自由基的抗氧化剂（如维生素 C、维生素 E）和抗精神症状的药物等。

　　（1）胆碱酯酶抑制药：通过抑制胆碱酯酶的活性来增加胆碱能神经元的功能，是治疗阿尔茨海默病最常用的药物。胆碱酯酶抑制药主要分为两类（表 1-2）。多数阿尔茨海默病患者服用该类药物有一定疗效，包括减轻焦虑、提高兴趣、提高注意力和记忆力，部分患者能够维持日常活动。但该类药物只能在一段时间内延缓疾病的恶化，无法长时间地持续改善病情，大多只能维持 6～12 个月。多数人在服用胆碱酯酶抑制药时不会出现副作用，仅少部分人会出现恶心、呕吐、食欲减退、大便数次、肌肉痉挛等不良反应。

表 1-2　胆碱酯酶抑制药的分类

分类	药物	抑制作用
双重胆碱酯酶抑制药	利斯的明（具有脑选择性）、他克林	抑制乙酰胆碱酯酶（AChE）和丁酰胆碱酯酶（BuChE）
单一胆碱酯酶抑制药	多奈哌齐、加兰他敏	抑制乙酰胆碱酯酶（AChE）

（2）兴奋性氨基酸受体拮抗剂：可以降低谷氨酸的神经毒性作用，对神经有保护性作用。以美金刚为代表的这类药物在研究中获得了较好的结果，美金刚是 NMDA 拮抗剂。美金刚针对的是中度、重度患者，可以帮助改善阿尔茨海默病患者的认知功能障碍、精神运动驱动缺乏、抑郁程度和运动障碍等，还能显著改善患者的日常生活能力与社交能力。有研究表明，美金刚可以抑制妄想、幻觉、焦虑等症状，同时也可以减轻方向识别障碍，从而提高患者的日常生活能力。与胆碱酯酶抑制药相比，美金刚的副作用较轻且少见，主要包括嗜睡、头晕头痛、便秘、乏力、血压升高等。

（3）中药：中药副作用小，目前用于治疗阿尔茨海默病的中药有石杉碱甲、银杏叶提取物、儿茶酸、芹菜甲素等，其中较为常用的是石杉碱甲和银杏叶提取物。前者作用是天然的胆碱酯酶抑制药，后者则增加脑血流、改善脑细胞代谢、对抗自由基等，对于轻度认知功能损害或阿尔茨海默病患者的认知功能、日常生活活动的改善具有潜在的益处。

2. 帕金森病的药物治疗

目前并没有足够有效减缓帕金森病神经退行性病变的治疗药物，主要是通过一种或多种途径来替代纹状体中多巴胺的缺失，以恢复多巴胺与乙酰胆碱的平衡。常用的抗帕金森病药物有多巴胺受体激动剂、多巴胺替代物、外周脱羧酶抑制剂、多巴胺释放剂、单胺氧化酶-B 抑制剂（MAO-B 抑制剂）、儿茶酚-氧位-甲基转移酶抑制剂（COMT 抑制剂）和辅助治疗药物。辅助治疗药物主要是抗胆碱药物、抗组胺药物和抗抑郁药物（表 1-3）。

表 1-3　帕金森病的药物治疗策略

治疗途径	原理	药物
激活多巴胺受体	拟多巴胺作用	多巴胺受体激动药 • 麦角碱（溴隐亭、培高利特、卡麦角林） • 非麦角碱（普拉克索、罗匹尼罗、阿扑吗啡、N-丙基去甲阿扑吗啡、吡贝地尔）
多巴胺前体	提高多巴胺水平	左旋多巴
抑制外周破坏多巴胺前体	增加透过血脑屏障的多巴胺	脱羧酶抑制剂：卡比多巴、苄丝肼 COMT 抑制剂：恩他卡朋、托卡朋
降低胆碱能活性	平衡多巴胺能活性	抗胆碱能药物：苯海索、丙环定
减少神经末梢多巴胺再摄取	提高残余多巴胺能活性	金刚烷胺
抑制多巴胺的中枢破坏	延长多巴胺半衰期	COMT 抑制剂：托卡朋 MAO-B 抑制剂：司来吉兰、雷沙吉兰

其中，多巴胺替代法是帕金森病的重要药物治疗方法，复方左旋多巴是最

基本、有效的药物。这类药物起效慢，需要用药 2～3 周才会出现体征的改善，1～6 个月后才获得最大疗效。但其药效持久，大约 75% 的患者使用左旋多巴治疗有效。其对轻症、年轻患者的效果好于重症、年老患者，对肌强直和运功障碍的疗效更好，而对于震颤的疗效则较差，奏效较慢。不良反应有恶心、食欲减退、精神症状和体位性低血压等。

3. 肌萎缩侧索硬化的药物治疗

目前，获得美国食品药品监督管理局（Food and Drug Administration, FDA）批准的治疗肌萎缩侧索硬化的药物仅有两种——利鲁唑和依达拉奉。

（1）利鲁唑：是 1995 年美国 FDA 批准的第一个可用于治疗肌萎缩侧索硬化的药物，并于 2017 年纳入我国医保目录。利鲁唑可以抑制 NMDA 受体，稳定失活的电压依赖性 Na^+ 通道，降低谷氨酸兴奋性毒性（Jaiswal, 2019）。它可以改善患者的运动功能，并且具有潜在的神经保护作用，对患者具有良好的耐受性（Liu & Wang, 2018）。同时，利鲁唑可以延长肌萎缩侧索硬化的最后临床阶段的生存时间（Fang et al., 2018）。中国的临床研究也表明，患者在使用利鲁唑持续 5～6 个月之后可以获益（Chen et al., 2015）。

（2）依达拉奉：是一种抗氧化剂，可以清除自由基，为静脉注射药物。2017 年，美国 FDA 批准依达拉奉可用于治疗肌萎缩侧索硬化。2019 年，我国国家药品监督管理局将依达拉奉纳入肌萎缩侧索硬化的治疗中。依拉达奉可以延缓符合标准的肌萎缩侧索硬化人群的疾病进程，在 12 周的观察期内，与使用安慰剂的对照组相比，使用依达拉奉的患者的修订版肌萎缩侧索硬化功能评分量表（ALSFRS-R 评分量表）评分显著下降。另一项采用此研究中患者纳入标准的临床试验事后分析也表明，依达拉奉对这部分的肌萎缩侧索硬化患者是有疗效的。但是，关于依达拉奉的疗效还需要进一步的临床检验。

4. 亨廷顿病的药物治疗

普利多匹定（pridopidine）是治疗亨廷顿病的小分子药物，它能改善亨廷顿病患者的运动功能。普利多匹定可发挥神经保护作用，改善行为和运动功能。研究人员探究了普利多匹定对 YAC128 HD 模型的影响，发现普利多匹定可以逆转 YAC128 HD 小鼠纹状体异常基因的表达并激活神经保护通路。但最近 Reilmann 等（Reilmann et al., 2019）的一项随机对照试验却发现，与安慰剂相比，在使用普利多匹定进行 26 周治疗后并没有显著改善亨廷顿病患者的亨廷顿病统一评定量表运动功能的总分。因此，普利多匹定的疗效还需要更多试验以证实其有效性。其药物不良反应有腹泻、呕吐、鼻咽炎、跌倒、头痛、失眠和焦虑等（Reilmann et al., 2019）。

（二）手术治疗

在进行药物治疗之前，临床医学就尝试过用神经外科手术的方法治疗疾病患者的运动症状，其中脑深部电刺激术就是其中发展比较好的一项手术治疗。

脑深部电刺激（deep brain stimulation，DBS）通过立体定向手术，在大脑深部特定神经核团中植入电极，然后对核团进行慢性刺激，从而调节引起异常的电活动，以达到治疗目的。大量研究已经证实，DBS 在运动障碍疾病的治疗中发挥了重要作用，如帕金森病、阿尔茨海默病、肌张力障碍等。

DBS 术后可以减少帕金森病的用药量，对严重的左旋多巴导的异动症效果较好，可以减少步态困难和精神症状，对震颤、肌强直、运动迟缓等运动症状都有效（Hartmann et al.，2019）。DBS 治疗帕金森病的疗效可维持 8～10 年甚至 10 年以上，异动症、症状波动在术后 5 年内可得到显著改善（Limousin et al.，2019）。同样，DBS 还可以改善睡眠障碍、肢体疼痛、胃肠道和泌尿道功能等非运动症状。DBS 的优势是适应性强、可逆性小、组织损伤小，并且可以选择进行双侧手术（Hartmann et al.，2019）。

DBS 本身的不良影响取决于刺激参数及所产生的电场与关键解剖结构之间的关系。临床结果表明，DBS 术后的不良反应有颅内出血、认知状态受损、言语障碍、抑郁、吞咽困难，DBS 甚至有致死风险（Hartmann et al.，2019）。

（三）干细胞移植治疗

干细胞能够通过自我有丝分裂分化成不同种类的细胞类型，具有自我更新、自我分化成多种细胞和组织的能力。干细胞大致可分为神经干细胞（neural stem cell，NSC）、胚胎干细胞（embryonic stem cell，ESC）、间充质干细胞（marrow stem cell，MSC）、诱导性多能干细胞（induced pluripotent stem cell，iPSC）。

干细胞因其独特的自我更新分化，使其成为神经退行性疾病治疗中的新途径，它不受种族、遗传背景或异体生物学差异的限制。间充质干细胞分泌神经营养因子的能力使其可改善细胞环境，并可在这种复杂的阿尔茨海默病病理生理学环境中限制细胞的损失（Staff et al.，2019）。在阿尔茨海默病的淀粉样前体蛋白/早衰蛋白小鼠模型中，已发现骨髓间充质干细胞可减少小胶质细胞数量，但不能改变淀粉样斑块的数量。

干细胞治疗帕金森病的原理则是利用非病变的黑质多巴胺能神经元来代替损伤的多巴胺能神经元或保护、修复受损伤的神经元。间充质干细胞存在于不同的脑区，但对运动障碍的病程无明显的影响。一项使用鼻内给药的研究报告了间充质干细胞在嗅球、皮层、海马、纹状体、小脑、脑干、杏仁核、海马和脊髓中的定位具有神经保护和抗炎作用，即使在注射后 4～5 个月仍能在这些区域发现间充质干细胞。

干细胞治疗肌萎缩侧索硬化可以从中获益的两大机制是神经营养生长因子分泌和神经炎症调节（Staff et al.，2019），这一直是肌萎缩侧索硬化治疗的目标。在临床上可通过一系列方法使用干细胞对肌萎缩侧索硬化进行治疗。在动物实验中，干细胞可迁移到脊髓处，延迟运动神经元的损伤和增加神经元的存活时间。使用间充质干细胞治疗肌萎缩侧索硬化的早期人类临床试验已经完成，并证明了其良好的安全性。

在亨廷顿病的干细胞治疗实验中，将干细胞注入动物脑损伤部位，通过细胞分泌的营养物质可对损伤纹状体起保护作用。间充质干细胞还可自主向脑中受损伤的纹状体处迁移，使小鼠脑内纹状体萎缩情况减少。鼻内给药间充质干细胞后，R6/2 小鼠的表型得到了明显改善，说明该方法是一种有效的细胞向脑内传递的方法，可用于治疗亨廷顿病。R6/2 小鼠 Iba1 表达降低，小胶质细胞形态发生改变，而间充质干细胞恢复了 R6/2 小鼠纹状体的 Iba1 水平和小胶质细胞突起厚度（Yu-Taeger et al.，2019）。

尽管干细胞治疗有良好的临床前和早期临床研究结果，但关于使用干细胞治疗神经退行性疾病仍有许多未解决的问题，需要更加严谨精心的临床实验设计以证实其有效安全性。

（四）基因治疗

科学家尝试了不同的基因治疗策略，其中包括反义寡核苷酸（antisense oligonuclectide，ASO）、RNA 干扰、小分子化合物、锌指蛋白及 *CRISPR* 基因编辑技术，这里主要介绍一下 ASO 疗法。

ASO 可以调节 RNA 功能通过多种机制，包括细胞核中 pre-mRNA 和细胞质中 RNA 的降解。临床研究表明，ASO 可以降低亨廷顿病患者脑脊液中的 mHTT 的含量，最大降幅约为 80%（Bennett et al.，2019）。ASO 的最新研究进展使其成为肌萎缩侧索硬化患者靶向治疗的可行选择，研究人员发现仅给有肌萎缩侧索硬化症状的小鼠注射 ASO 药物也能够恢复其部分的运动神经元，以 tau 为靶点的 RNase H ASO 治疗可阻止和逆转 PS19 转基因小鼠的 tau 蛋白聚集。ASO 是降低阿尔茨海默病患者细胞内 tau 蛋白负荷的另一种策略，可减少细胞内神经原纤维缠结的形成和扩散（Bennett et al.，2019）。

ASO 技术在过去的十几年里取得了显著的进步，目前已经获得了一种药物的批准，并且多种潜在的治疗神经退行性疾病的药物也在研发中，但该技术的应用还处于早期阶段。

二、康复治疗

神经退行性疾病是一种慢性进展性病变，康复治疗不能改变疾病本身的进程与结果，只是辅助治疗手段。但采取综合性的康复方法，可以改善症状，推迟药物的使用，减轻功能障碍的程度，提高患者的生活管理能力，改善患者的心理状况，提高生活治疗，减少并发症的发生，需要长期的坚持训练。

常用的康复治疗包括物理治疗、作业治疗、语言治疗、吞咽训练、心理治疗、认知训练、传统的医学康复治疗等。每种疗法对于疾病或多或少都有帮助，物理治疗的重点是改善患者的肢体功能，提高身体灵活协调性，促进血液循环，从而改善运动功能；作业治疗、语言治疗、吞咽训练等可提高患者的日常生活能力、社会交往能力，让患者可以生活自理，回归到正常社会生活中去；认知训练、心理治疗可以调高患者的记忆、执行功能、注意力、推理解决问题的能力、感知觉识别的能力等，减轻精神行为症状，使患者的行为和认知都得到改善，促进其更好地配合其他治疗。

三、对症治疗和支持治疗

对症治疗是指针对出现的症状做出相应的治疗，也称治标。对症治疗虽然不能根除病因，但是在诊断未明或病因暂时未明时无法根治的疾病却是必不可少的。支持治疗是指维持及帮助机体的功能的治疗，比如补充水分电解质维生素及营养类物质。在临床上，某些神经退行性疾病会出现严重影响生活的症状，如患者伴有严重的抑郁症状，对症治疗可能比对因治疗更为迫切。另外，一些患者（如帕金森病患者）可能存在严重的吞咽障碍，此时应采取必要的支持治疗以维持患者的生命。在可能的情况下，应当对因治疗和对症治疗同时进行。

四、其他治疗

人们一直在尝试寻找更多可以治疗神经退行性疾病的方式手段，也延伸出了一些新兴的治疗技术，如音乐疗法、饮食疗法、强光疗法等，这些方法的探究在未来都将使神经退行性疾病从中获益，从而提高患者生活质量，延长其生命时间。

五、目前诊断弊端及未来展望

目前，早期诊断的实用价值及临床意义仍存在争论，部分临床医师认为早期诊断甚至无症状前诊断会给患者带来巨大心理压力和无效的治疗干预，甚至会造成因为过度诊断加速病情恶化等不良影响。

脑脊液和影像学检查的弊端：

（1）缺乏公认的生物学标志物的临床诊断分界值。

（2）诊断手段各自存在的局限导致难以广泛应用于临床诊断。

（3）脑脊液检查属于侵入性检查，不容易被患者接受。

（4）禁忌证的局限性，使得检测物难以获取。

（5）诊断方法成本造价较高，应用前景堪忧。

目前研究表明，神经退行性疾病的早期诊断、预防和治疗性研究都取得了突破性进展。但如何进一步深入研发诊断指标、统一诊断标准，建立合理的风险评估体系，尽早对风险较高的人群实施早期预防和干预性治疗，控制和降低神经退行性疾病的发病率，以及对出现临床症状的患者采用有效的治疗手段，严格控制病情，防止病情的恶化，提高患者的生存质量，是目前研究者需要解决的难题。

本章参考文献

国家卫健委，2019. 我国首部罕见病诊疗指南发布[J]. 医师在线，9(7)：5.

中华医学会，中华医学会杂志社，中华医学会全科医学分会，等，2020.帕金森病基层诊疗指南（2019 年）[J]. 中华全科医师杂志，19(1)：5-17.

BUSCHE M A, KONNERTH A, 2016. Impairments of neural circuit function in Alzheimer's disease[J]. Philosophical transactions of the Royal Society of London. Series B, Biological sciences, 371(1700):20150429.

BUTTERFIELD D A, HALLIWELL B, 2019. Oxidative stress, dysfunctional glucose metabolism and Alzheimer disease[J]. Nature reviews. Neuroscience, 20(3):148-160.

CABREIRA V, MASSANO J, 2019. Parkinson's disease: clinical review and update. Acta Medica Portuguesa, 32(10)：661-670.

CANNON-ALBRIGHT L A, NORMAN L F, KAREN S, et al., 2019. Relative risk for Alzheimer disease based on complete family history[J]. Neurology, 92(15)：e1745-e1753.

CHEN L, ZHANG B, CHEN R, et al., 2015. Natural history and clinical features of sporadic amyotrophic lateral sclerosis in China[J]. Journal of neurology, neurosurgery, and psychiatry, 86(10)：1075-1081.

DANIELE S, GIACOMELLI C, MARTINI C, 2018. Brain ageing and neurodegenerative disease: The role of cellular waste management[J]. Biochemical pharmacology, (158)：207-216.

DE BAAT C, VAN STIPHOUT M A E, LOBBEZOO F, et al., 2018. Parkinson's disease: pathogenesis, aetiology, symptoms, diagnostics, and its course [J]. Nederlands Tijdschrift Voor Tandheelkunde, 125(10)：509-515.

DUGGER B N, DICKSON D W, 2017. Pathology of Neurodegenerative Diseases[J]. Cold Spring Harb Perspect Biol, 9(7)：a028035.

FAN D, LIU L P, WU Z G, et al., 2019. Combating Neurodegenerative Diseases with the Plant Alkaloid Berberine: Molecular Mechanisms and Therapeutic Potential[J]. Current neuropharmacology, 17(6)：563-579.

FANG T, KHLEIFAT A A, MEURGEY J H, et al., 2018. Stage at which riluzole treatment prolongs survival in patients with amyotrophic lateral sclerosis: a retrospective analysis of data from a dose-ranging study[J]. Lancet Neurology, 17(5): 416-422.

GALE S A, ACAR D, DAFFNER K R, 2018. Dementia[J]. American Journal of Medicine, 131(10): 1161-1169.

GBD 2016 NEUROLOGY COLLABORATORS, 2019. Global, regional, and national burden of Alzheimer's disease and other dementias, 1990-2016: a systematic analysis for the global burden of disease study 2016 [J]. The Lancet. Neurology, 18(1): 88-106.

GBD 2019 DISEASES AND INJURIES COLLABORATORS, 2020. Global burden of 369 diseases and injuries in 204 countries and territories, 1990—2019: a systematic analysis for the global burden of disease study 2019 [J]. The Lancet, (396):1204-1222.

HARTMANN C J, FLIEGEN S, GROISS S J, et al., 2019. An update on best practice of deep brain stimulation in Parkinson's disease[J]. Therapeutic Advances in Neurological Disorders, 12:1756286419838096.

HUAT T J, PERNA J C, NEWCOMBE E, et al., 2019. Metal Toxicity Links to Alzheimer's Disease and Neuroinflammation[J]. Journal of molecular biology, 431(9): 1843-1868.

ISING C, VENEGAS C, ZHANG S S, et al., 2019. NLRP3 inflammasome activation drives tau pathology[J]. Nature, 575(7784): 669-673.

JAISWAL M K, 2019. Riluzole and edaravone: A tale of two amyotrophic lateral sclerosis drugs[J]. Medicinal research reviews, 39(2): 733-748.

JOSHI A U, EBERT A E, HAILESELASSIE B, et al., 2019. Drp1/Fis1-mediated mitochondrial fragmentation leads to lysosomal dysfunction in cardiac models of Huntington's disease[J]. Journal of molecular and cellular cardiology, (127): 125-133.

KARRI V N, RAMOS D, MARTINEZ J B, et al., 2018. Differential protein expression of hippocampal cells associated with heavy metals (Pb, As, and MeHg) neurotoxicity: Deepening into the molecular mechanism of neurodegenerative diseases[J]. Journal of proteomics, (187): 106-125.

KATAOKA H, TANAKA N, KIRIYAMA T, et al., 2018. Step Numbers and Hoehn-Yahr Stage after Six Years[J]. European Neurology, 79(3-4): 118-124.

KOVACS G G, 2017. Concepts and classification of neurodegenerative diseases [J]. Handbook of Clinical Neurology, (145): 301-307.

LIMOUSIN P, FOLTYNIE T, 2019. Long-term outcomes of deep brain stimulation in Parkinson's disease[J]. Nature Reviews Neurology, 15(4): 234-242.

LIU J, WANG L N, 2018. The efficacy and safety of riluzole for neurodegenerative movement disorders: a systematic review with meta-analysis[J]. Drug Delivery, 25(1): 43-48.

LIU Y, NGUYEN M, ROBERT A, et al., 2019. Metal Ions in Alzheimer's Disease: A Key Role or Not? [J]. Accounts of chemical research, 52(7): 2026-2035.

MATSUZAWA-ISHIMOTO Y, HWANG S, CADWELL K, 2018. Autophagy and Inflammation[J]. Annual review of immunology, (36): 73-101.

NARUSE H, ISHIURA H, MITSUI J, et al., 2018. Burden of rare variants in causative genes for amyotrophic lateral sclerosis (ALS) accelerates age at onset of ALS[J]. Journal of neurology, neurosurgery, and psychiatry, 90(5): 537-542.

O'SULLIVAN S B, SCHMITZ T J, 2000. Physical rehabilitation: assessment and treatment [M]. Davis.

PCHITSKAYA E, POPUGAEVA E, BEZPROZVANNY I, 2018. Calcium signaling and molecular mechanisms underlying neurodegenerative diseases[J]. Cell calcium, (70): 87-94.

REILMANN R, MCGARRY A, GRACHEV I D, et al., 2019. Safety and efficacy of pridopidine in patients with Huntington's disease (PRIDE-HD): a phase 2, randomised, placebo-controlled, multicentre, dose-ranging study [J]. The Lancet. Neurology, 18(2):165-176.

RICHARD A S, T M MILLER, KOJI Y, et al., 2006. Antisense Oligonucleotide Therapies for Neurodegenerative Diseases[J]. The Journal of clinical investigation, 116(8): 2290-2296.

SERWACH K, GRUSZCZYNSKA-BIEGALA J, 2019. STIM Proteins and Glutamate Receptors in Neurons: Role in Neuronal Physiology and Neurodegenerative Diseases [J]. International journal of molecular sciences, 20(9): 2289.

SMITH C, MALEK N, GROSSET K, et al., 2019. Neuropathology of dementia in patients with Parkinson's disease: a systematic review of autopsy studies [J]. Journal of neurology, neurosurgery, and psychiatry, 90(11): 1234-1243.

STAFF N P, JONES D T, SINGER W, 2019. Mesenchymal Stromal Cell Therapies for Neurodegenerative Diseases[J]. Mayo Clinic proceedings, 94(5): 892-905.

VAQUER-ALICEA J, DIAMOND M I, 2019. Propagation of Protein Aggregation in Neurodegenerative Diseases[J]. Annual Review of Biochemistry, (88): 785-810.

Von Essen M R, Hellem M N N, Vinther-Jensen T, et al., 2020. Early Intrathecal T Helper 17.1 Cell Activity in Huntington Disease[J]. Annals of neurology, 87(2): 246-255.

WORLD ALZHEIMER REPORT, 2019. Attitudes to dementia Alzheimer's Disease International. [2020-09-24]. https://www.alz.co.uk/research/world-report-2019.

YANG G J, LIU H, MA D L, et al., 2019. Rebalancing metal dyshomeostasis for Alzheimer's disease therapy[J]. Journal of biological inorganic chemistry, 24(2): 1159-1170.

YU-TAEGER L, STRICKER-SHAVER J, ARNOLD K, et al., 2019. Intranasal Administration of Mesenchymal Stem Cells Ameliorates the Abnormal Dopamine Transmission System and Inflammatory Reaction in the R6/2 Mouse Model of Huntington Disease[J]. Cells, 8(6): 595.

第二章

嗅觉概述及检测方法

第一节 嗅觉的基本介绍

一、嗅觉系统

嗅觉系统主要包括嗅觉解剖结构和传导通路。

1. 嗅觉感受器

嗅细胞(olfactory cell)位于鼻腔根部内侧外壁的嗅上皮(图 2-1),是一类特异性的双极细胞,其树突向嗅上皮表面延伸,扩展到 10~20 条纤毛并向黏膜表面突出,纤毛上的感受器能对进入鼻腔的空气所散发的独特化学分子刺激产生反应,产生缓慢的去极化启动电位。双极神经元的中枢轴突聚集成大约 20 条嗅神经,穿过筛板进入同侧的嗅球。嗅神经极易受到撕裂损伤,导致嗅觉缺

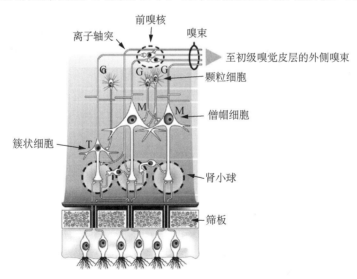

图 2-1 嗅觉感受器主要结构

G:granule cells,颗粒细胞;M:mitral cells,僧帽细胞;T:tufted cells,簇状细胞

图改编自:Duda J E, 2010.Olfactory system pathology as a model of Lewy neurodegenerative disease. J. Neurol. Sci. 289,49-54.

失,此外筛板损伤也可导致嗅觉丧失,但嗅觉神经双极细胞能分裂增殖和再生。

2.嗅束

嗅小球(olfactory glomeruli)是产生特殊气味信息的功能单位,嗅神经穿过筛板与嗅球外层的嗅小球形成突触。嗅小球将信息传递到僧帽细胞和簇状细胞,僧帽细胞和簇状细胞的轴突和对侧嗅球及前嗅核的纤维组成嗅束,嗅束沿大脑皮层眶面表面的嗅脑沟向后直行,在前穿质之前分为外侧嗅纹和内侧嗅纹,与前穿质构成嗅三角。内侧嗅纹主要至胼胝体下区,外侧嗅纹主要至嗅皮层。

3.嗅皮层

嗅皮层(olfactory cortex)主要由梨状叶构成,位于嗅束的后方及嗅脑沟后端的内侧面,由于这部分脑区在人类胚胎时期中呈梨形而得名。嗅皮层包括外侧嗅纹、钩和海马旁回的前部,其中外侧嗅纹被称为前梨状区,钩被称为杏仁周区,海马旁回的前区被称为内嗅区。

二、嗅觉传导通路

到达大脑的嗅觉通路非常独特:感受器直接暴露于外界,并且嗅神经不经过下丘脑而直接到达初级嗅皮质(图 2-2)。

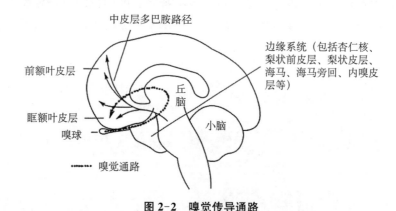

图 2-2　嗅觉传导通路

图改编自:Pansky B, Allan D,1980. Review of Neuroscience. New York:MacMillan Press.

嗅觉的传入通路与其他感觉通路相比,有以下几个特点。

(1)外周气味刺激只经过两级神经元(嗅细胞和僧帽细胞或簇状细胞)就可传入皮层。

(2)嗅觉传递不经过丘脑。

(3)尚没有发现嗅球至嗅皮层有点对点的传递关系。

(4)僧帽细胞和簇状细胞与颗粒细胞群形成不同的联系组合,向嗅皮层的不同区域投射。

嗅觉系统对化学分子编码加工的结果就是个体所感知到的气味。并非所有的化学分子都能带来嗅觉体验,能引起气味感知的大多是易于挥发的小分子化合物,它们被称作嗅剂、气味剂。首先,气味分子可通过鼻前通路和鼻后通路进入鼻腔。吸气时,由于鼻腔中的气压一般比外界环境低而产生了压力梯度,使气味剂可以被动地随着吸入的空气流入鼻腔;进食时,食物所释放的气味剂则随着呼出的空气从口腔进入鼻腔,这两种方式都能有效地诱发嗅觉反应。日常所说的菜肴的味道很大程度上来自鼻后通路的嗅觉体验,感冒时对平时喜欢的食物食之无味的原因便在于此。随后,气味剂附着在位于鼻腔顶部黏膜中的气味感受器上,即嗅上皮。嗅觉编码即开始于嗅上皮,它位于鼻腔后部离开口约 7 cm 处,左右各一。嗅上皮上随机分布着不同种类的嗅觉感觉神经元(olfactory sensory neuron),每类嗅觉感觉神经元表达一种嗅觉受体(olfactory receptor)。这些嗅觉受体可以与气味分子进行特异性结合,产生换能作用,从而有针对性地将外界化学刺激转化为动作电位,传导至下游神经网络,以一种复杂的时空方式进行编码,形成嗅觉体验。人类的嗅觉受体约有 300 多种,而小鼠的嗅觉受体约有 1 000 种。一般认为,每种嗅觉受体可识别特定的化学结构特征。换言之,一种嗅觉受体可以对不同气味分子中相同的特定部分化学特征产生反应,而一种气味分子则可以激活编码其多种化学特征的不同的嗅觉受体。

嗅觉感受器可捕获气味分子并使其与相应嗅觉受体结合,诱发嗅觉感受神经元对其特征做出反应。因此,一个气味由一组编码不同化学特征的嗅觉感觉神经元共同识别;气味的表征通过一系列嗅觉受体及其对应的嗅觉感觉神经元的组合编码来实现。嗅觉感觉神经元的轴突汇聚到一起,构成了 12 对脑神经中的第一对嗅神经,并经过筛板进入颅腔内形成左右各一的嗅球。嗅觉的初级传导是同侧的,即左侧嗅球接收的信息来自左侧鼻腔,右侧嗅球接收的信息来自右侧鼻腔。嗅球内存在许多称作嗅小球的球状聚合体,大量的会聚和发散在此处发生。一个双极神经元可以激活超过 8 000 个嗅小体,而每个嗅小体反过来又可以接收来自多达 750 个感受器的输入。经嗅球加工过的嗅觉信息顺着同侧的嗅束投射至位于腹侧前额叶后部及颞叶内侧的初级嗅皮层,初级嗅皮层包括前嗅核、嗅结节、嗅皮层、杏仁核及内嗅皮层等,它们紧密相连,并且大部分都与嗅球间存在神经连接。嗅觉传递和整合在前嗅皮层、杏仁核和内嗅皮层次第进行。内嗅核是嗅皮层的最后区,是海马组织的信息传入区,与额叶联系密切。嗅皮层被认为是初级嗅觉感觉皮层。上述每一个初级嗅觉区域都将进一步投射到眶额皮质、岛叶、下丘脑、背内侧丘脑及海马等次级嗅觉区域,这些区域被认为是整合嗅觉信息的次级皮层,也称为次级嗅觉加工中心。

这一复杂的联结网络与负责情绪加工的边缘系统高度重叠，是嗅觉对人类行为、摄食、情绪、自主神经状态和记忆进行调节的基础。由于嗅觉刺激在嗅觉系统经过加工处理，经僧帽神经元和簇状神经元轴突由嗅束直接或间接地投射至杏仁核等边缘系统，进而影响下丘脑，并对神经内分泌和内脏自主功能进行调节。嗅觉系统参与环境识别、防御、食物的摄取、社会行为、生殖行为及危险信号的识别等。

第二节　嗅觉功能检测的心理物理法

一、嗅觉分类

嗅觉功能通常被分为两个不同的处理过程，即外周处理过程和中枢处理过程。嗅觉外周处理过程主要发生在鼻腔、上皮细胞，而中枢处理过程主要发生在皮质层和大脑边缘系统。与嗅觉外周处理过程相关的嗅觉功能有嗅觉敏感性或嗅觉阈值；与嗅觉中枢处理过程相关的嗅觉功能有嗅觉鉴别能力、嗅觉辨别能力、嗅觉识别能力等。

嗅觉阈值指能分辨出特定嗅觉刺激的最小嗅素浓度，通常采用阶梯法进行检测。嗅觉鉴别能力指分辨并说出嗅素名称的能力。一般有 3 种测试方法：第一种是嗅闻并说出嗅素名称；第二种是嗅闻后就给出的答案给予肯定或否定；第三种是多选一（一般为四选一），嗅闻嗅素后，在给出的多个答案中选择一个正确的答案。嗅觉辨别能力是辨别嗅素是否相同，测试方式包括分辨给出的两种嗅素是否相同或从多种嗅素中分辨出不同的嗅素。嗅觉识别能力是指对特定嗅素的熟悉度，通常是在嗅闻嗅素后确认是否之前有闻过这种嗅素。

二、刺激控制和呈现

化学感觉的实验需要极其精确的刺激和精细的仪器。在嗅觉刺激方面，已经有不同持续时间的、特定数量的、各种浓度的气味剂。在呈现嗅觉的工具和设备上，用于向人类呈现气味剂的设备包括 Zwaardemaker 设计的吸管式嗅觉仪，玻璃嗅探瓶和专用罐，气味玻璃棒、木棒、毛毡笔、酒精垫、带有气味剂的嵌入式塑料或吸水纸条，塑料挤压瓶子；呈现恶臭空气的瓶子，微囊化的"刮擦和嗅"气味条，空气稀释嗅觉仪和曝光室，包括带有分析设备和主题等候室的便捷设置。除此之外，还有可使用计算机化自我管理来检测嗅觉阈值、鉴别、识别和记忆等测试的嗅觉仪；以及可快速将气味散发给受试者，而无须从嗅探瓶或嗅探笔上取下顶部的嗅觉呈现指示棒，其优点是使用规范并能消除部分气味干扰。以上设备大多适用于成人，目前针对儿童受试者的嗅觉测试也得到快速发展,对于儿童嗅觉刺激的呈现设备设计成类似于游戏的转盘测试,富有趣味性。

除了这些刺激表现的方法外,静脉内施用气味剂产生化学感觉也已成为现实。这种方法主要用于耳鼻喉科医生评估患者鼻塞时嗅觉受体是否起作用。该技术的基础假设是嗅觉刺激通过血液途径进入嗅觉受体,最常见的是阿里那敏注入肘部正中静脉。虽然这种方法在某些情况下可能有价值,但关于其生理基础仍存在争议。此外,这种测试是侵入性的、高度可变的,不适用于强制选择范式,且缺乏规范性参考对象,因此较少使用。

三、心理物理法检测程序

任何关于感觉功能的需要受试者进行口头、有意识反应的定量测量程序通常称为心理物理过程。本节将按照嗅觉分类介绍其常用的嗅觉检测方法。

(一) 气味鉴别测试

气味鉴别测试(odor identification test)是使用最多的、最受欢迎的测试,分为3类:气味命名测试、是/否鉴别测试和多项选择鉴别测试。

1. 气味命名测试

给受试者以气味刺激,要求受试者说出刺激物的名称。在没有提示的情况下,即使是没有鼻部疾病的正常人也很难命名和识别出熟悉的气味,因此单独进行此项测试的意义并不大。

2. 是/否鉴别测试

比气味命名测试更加有效,测试要求受试者报告是否闻到气味并表明刺激物的气味是否与实验者提供的某个特定物质产生的气味相同(例如,是否和玫瑰的气味相同)。每种刺激通常进行两次试验,一次提供正确匹配的答案,另一次则提供错误匹配的答案。例如,呈现橘子的气味时,一次试验询问受试者该气味闻起来是否像橘子,而另一次试验则询问受试者该气味闻起来是否像薄荷。与多项选择鉴别测试相比,尽管这种测试需要受试者较长时间保持知觉并与目标词进行对比,但一些嗅觉记忆的研究者认为,其较少受认知和记忆需求的影响。但同时,是/否鉴别测试的可选概率为50%,比起多项选择鉴别测试的25%,它的可选范围较窄,为了获得更高的统计功效,需要进行更多的测试。

3. 多项选择鉴别测试

该测试使用较为广泛,要求受试者必须从一系列名称或图片中识别出刺激物。考虑到强制选择比非强制选择更加敏感、可靠,所以通常是强制选择,即使受试者没有闻到气味也需要提供答案。

目前有多种气味鉴别测试,使用最为广泛的是19世纪80年代出现的宾夕法尼亚大学气味鉴别测试(University of Pennsylvania smell identification test，UPSIT）。该测试有 40 种气味，测试本身提供 15 种语言版本，现已被翻译成 30 多种语言版本。该测试具有的独特功能包括自我管理和检测不良手段，可进行大规模气味功能调查，对于临床的帮助很大。除 UPSIT 外，嗅探棒测试（sniffin stick test，SST）是现在研究者研究嗅觉使用最多的测试方法，下文会进行主要介绍。UPSIT 是以微囊化的气味剂通过在浸渍纸上刮擦而释放，而嗅探棒则由一小组充满气味剂的毡笔组成，通过短暂打开释放气味来进行测试。一次提供一只含有气味的笔，每种气味都需要从 4 个描述中进行选择。正确答案的数量即构成测试的分数。

其他常用的气味鉴别测试还包括康乃狄克化学感觉临床研究中心嗅功能检法、斯堪的纳维亚嗅觉鉴别测试等。

（二）气味阈值测试

气味阈值测试（odor threshold test）使用也较为广泛，常用的主要有检测与识别阈值测试和差别阈值测试。

1. 检测与识别阈值测试

检测与识别阈值测试（detection and recognition threshold test）是确定可以检测到的最低刺激浓度的措施。在现代嗅觉检测阈值测试中，要求受试者在一次试验中在给定的一个或多个嗅觉刺激（如一个低浓度的刺激和一个或多个无气味空白刺激）中报告闻起来最浓的刺激而非是否闻到气味。以此种方式识别阈值要求受试者报告出有目标浓度的刺激。采用强制选择的方式更为可靠，可以减少实验偏差，即受试者在不确定情境下对于报告出现的气味采取保守还是宽松的标准。最常见的是使用苯乙醇作为嗅觉刺激物。在 SST 阈值程序中，通过采用单阶梯法确定苯乙醇（PEA，用丙二醇稀释）或丁醇（用水稀释）的检测阈值。16 种气味的嗅探笔含有不同的稀释度，以 2∶1 的比例逐步从 4% 稀释至 0.000 12%。在三选一的强制选择范式中，采用 3 支一组的形式，其中包括 2 支空白和 1 支含有气味的笔。每组的 3 支笔根据气味的稀释度进行编号（1～16）（图 2-3）。根据定义转折点（turning point，TP）的规则，显示的顺序在稀释液的升序和降序之间交替变化（第一个序列除外）。如果在降序中获得了正确的答案，则再次显示相同的三元组，如果再次识别出含气味的笔，则相应的稀释度定义为转折点；否则，继续降序的方向。升序中的转折点建立在未能识别的第一个稀释浓度中。从降序呈现的第一个三元组开始（分两步直到达到第一个转折点），然后在每个转折点处从降序改为升序，反之亦然，继续进行试验直至第 7 个转折点。最终计算阈值为最后 4 个转折点的平均值。

在临床和工业用途上使用较为广泛的是极限值上升法和单步法。在采用极限值上升法检测中，气味刺激从低浓度到高浓度依次出现，并建立了没有检

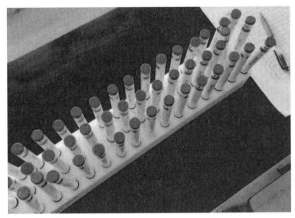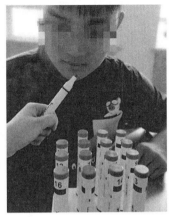

图 2-3　嗅探笔和嗅闻嗅探笔

测与检测之间的过渡点。单步法是极限值上升法的变式,在实验中,一旦浓度达到阈值区域,则在发生正确反应的试次后降低刺激物浓度,在没有发生反应的试次后增加刺激物浓度,上下超过阈值部分的平均值来计算阈值,通常都会采用强制选择进行实验。单步法比极限值上升法更可靠。

2. 差别阈值测试

差别阈值测试(difference threshold test)是通过更改刺激以使其可感知得到更强或更弱的最小量,即恰到好处的差异量。根据韦伯定律 $\Delta I / I = K$,K 是感觉系统的灵敏度,K 值越小,灵敏度越高。产生差别阈值所需的气味剂浓度增量(ΔI)的大小随比较浓度(I)按比例增加,近似一个常数。在该测试中,气味剂给出最高和最低的浓度,要求受试者选出刺激感觉最强烈的刺激,依次将更强的刺激与最强的刺激配对进行比较,直到 10 个刺激的最后两个比较。差异阈值主要限于研究环境,因为需要进行大量试验,而临床评估缺乏规范性数据。

(三) 气味辨别能力测试

气味辨别能力测试(odor discrimination test)不需要识别气体,只是需要区分不同气味的能力,尽管此类测试避免了将名称附加到气味上的语义要求,但仍符合语义网络的激活要求。气味辨别测试分数通常与识别与检测阈值测试的分数有关,许多辨别测试都相对较短,可靠性相对较低。最基本的辨别测试中,在给定实验中一个接一个地呈现两个刺激,受试者的任务是报告它们是否有相同的或不同的气味,并做出正确的选择。SST 中应用三重选择法。与SST 阈值测试不同,所有提供的笔都含有气味。每 3 支一组的嗅探笔中,两支干扰笔包含相同的气味,而相应的第三支笔(线索)包含不同的气味。正确识别线索的数量代表辨别测试的分数。

　　还有一些测试需要从一组具有相同气味的气味组中选择"奇数"刺激（当涉及 3 个刺激时通常称为三角测试）。某些测试要求在"目标"气味与包含"目标"气味的一组气味之间插入不同的延迟间隔，这种测试评估了短期的气味记忆及基本的辨别力。一些更复杂的测试用于评估多种气味之间的相似性。例如，通过成对呈现气味并让受试者评价其相似程度，根据所评等级使用复杂的数学程序将气味放置在二维或三维空间中，相近的气味在空间中接近，不同的气味彼此远离。这种方法称为多维标度，由于其时间紧迫和缺乏规范数据，因此在临床上很少采用。除了通过鉴定和检测测试获得的信息之外，气味辨别能力测试是否还会为临床评估增加有意义的信息尚待确定。

　　使用心理物理法可以将难以界定的嗅觉功能分为量化的 3 个维度，即嗅觉阈限、嗅觉鉴别能力和嗅觉辨别能力，由此来对嗅觉功能正常、嗅觉衰退和嗅觉缺失的个体定性区分，信效度尚可。但由于心理物理法依赖主观报告及心理物理法自身误差的限制，采用心理物理法并不能客观精确地反映个体的嗅觉功能。研究者常将心理物理法与电生理评估相结合，下一节中将系统介绍嗅觉功能的电生理评估方法。

第三节　嗅觉功能检测的电生理评估

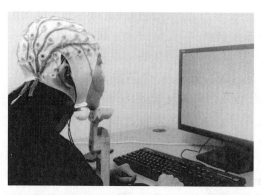

图 2-4　受试者头戴脑电帽进行嗅觉试验

　　本节将介绍使用电生理评估人类嗅觉功能的方法，扩用于临床评估嗅觉功能的工具——脑电图（electroencephalogram，EEG）的基本知识及其在嗅觉功能中的应用，特别是嗅觉事件相关电位（olfactory event-related potential，OERP）在医疗中的潜在用途，并对数据收集和分析方法进行了总括，提供参考。图 2-4 为受试者头戴脑电帽进行嗅觉实验。

一、EEG 的出现

　　1875 年，Richard Caton 发现动物大脑皮层的电位可以直接从暴露的表皮进行测量，之后 Hans Berger 于 1929 年在人类头皮记录了第一批 EEG 数据。

两人都指出，脑电活动可能受外界感官活动影响。1890 年 Fleischl von Marxow 将氨气施加于兔子的鼻腔，并记录了兔子的脑电变化，这是首次在动物身上采集到嗅觉脑电的研究。直到 20 世纪 60 年代后期，才开始在人类身上研究嗅觉刺激所引发的脑电变化。

二、EEG 的神经生理学基础

EEG 是大脑中电场产生的电压的时间序列，这些电信号来自大量神经元的活动，神经元的发放引起带电离子的运动从而产生微电流，微电流在头皮表面形成微弱的电位差（微伏级），而 EEG 装置通过高灵敏的电极和放大器来探测这些电位差。为了传导的顺利发生，必须满足两个要求。首先，来自大量神经元的电活动必须在时间上重叠，即同步发生。由于动作电位非常短暂，不太可能同步发生，而 EEG 主要来自分级的突触后电位，所以具有更长的持续时间。其次，神经元必须具有相似的方向。当神经元都指向同一方向时它们会产生"开放"电场，该"开放"电场能够在一段距离外被检测到。但是，当神经元随机排列或辐射自同一个中心时，它们产生的"封闭"电场无法在一段距离外检测到，也就无法在头皮上检测到。EEG 的头皮记录主要来自大量产生开放信号的神经元的同步突触后电位。当神经元被组织分层，它们就会产生开放领域，从而产生电场。由于皮层锥体细胞的顶端树突通常垂直于皮层排列，所以它们特别适合产生可测量的电场。此外，皮层神经元的同步性是由皮层下的传入者调节的。

当从头皮上记录电位时，EEG 是用非侵入性的工具来研究人类神经元的状态和反应。EEG 与其他神经影像学方法相比，它与神经活动有相对直接的联系，最大的优点是它有良好的时间分辨率。现代信号采集允许以小于 1 ms 的时间间隔对电压进行采集。尽管其时间分辨率会受时间变异性等因素的影响，但 EEG 仍优于大多数神经影像技术。

在早期，EEG 的另外一个重要功能就是脑区定位。为了提高定位精度，研究者不断提高头皮电位分布的测量精细度。因此，自 1990 年起，脑电的导联（电极）个数很快由 16 导发展到 64 导、128 导甚至 256 导。但是，其定位的结果只具有参考价值，而非真正地参与认知加工的脑功能区。其优点在于直接反映了神经的电活动，有极高的时间分辨率。此外，它的造价较低，使用、维护也较方便，并且检查也是完全无创性的，适用于各个年龄段的受试者。而局限性在于其缺乏功能定位能力，因此在脑电数据的解释上存在较大的不确定性。

三、嗅觉 EEG 的波幅

Berger 和其他研究人员观察到了如视觉的非嗅觉刺激引起的持续性脑电

节律，现代研究表明气味会引起类似的影响。可通过频率分析来测量嗅觉刺激期间脑电响应的定量变化，如快速傅里叶测量法。2006 年，Bonanni 等利用 EEG 技术发现了创伤后厌食症患者的不同亚组在嗅觉刺激过程中出现了不同的 EEG 变化。在视觉上无法辨认的患者亚组中，嗅觉刺激诱发了 α 电波，而使用快速傅里叶测量法未观察到所有频段的脑电图功率变化。在具有正性气味诱导的亚组中存在伯杰效应，他们在受到嗅觉刺激时中央电极局部处（Fz、Cz、Pz）的 β（13～64 Hz）带功率较高，而电极 O1、O2、T5、T6 的 α（8～13 Hz）带功率较低。尽管所有患者都是嗅觉缺失患者，并在嗅觉刺激过程中拒绝任何嗅觉感知，但仍发生 EEG 变化。这种现象的原理尚不清楚，但可能反映出某些残留的嗅觉功能或嗅觉恢复及意外刺激。

在气味刺激过程中，还显示出在 α 频率处脑电振幅的增加。此外，已经研究了关于令人愉悦和难闻气味的频谱变化。例如，与令人愉悦的气味苯乙醇相比，诱发难闻气味的戊酸增强了额叶和顶电极位置的功率。不喜欢某种气味的人比喜欢该气味的人倾向于在额叶脑电极上具有更高的 α 和 θ 波幅震荡。

期待并响应刺激时，EEG 基线出现缓慢上升的负移，Walter 在 1964 年将此负预期潜力称为接触负变化。一些研究已经使用接触负变化来评估嗅觉功能。如将接触负变化记录为另一种稳健且客观的嗅觉测量工具，会对法医学检查尤其有用。

四、嗅觉事件相关电位

（一）出现

1966 年，Gemittelte 利用香草醛刺激人的鼻黏膜，在颅顶采集脑电信号，首次记录到嗅觉事件相关电位（olafatory event-related potential，OERP）。但由于嗅觉与三叉神经感觉联系较紧密，Gemittelte 的发现遭到 Smith 等的质疑，认为前者诱发出的是三叉神经刺激产生的电位，并不是纯粹的 OERP。此后 Kobal 通过改进嗅觉呈现方式和选用适当的嗅素，成功纪录到 OERP。1981 年，Kobal 用自制的嗅觉仪发表了有关人类嗅觉的开创性电生理研究。自 1990 年以来，可用于测量的嗅觉仪已在市场上出售。此后，越来越多的研究者开始研究 OERP，嗅觉仪可以更精确地测定个体的嗅觉功能。

（二）原理及指标

嗅觉仪通过由 Kobal 于 1981 年设计的转换原理，可以从无味气流迅速转变为有味气流而不会出现明显的压力波动。刺激可以在气味质量、浓度和持续时间方面变化，并且可以以不同的刺激间隔呈现刺激序列。经加湿和温度控制的气流连续通过相连的管子进入鼻孔。较高的气流和较短的距离提供了快速且剧烈的刺激。

在临床实践中,OERP 头皮记录部位通常包括 5 个电极(国际上是 10/20 位置 Fz、Cz、Pz、C3 和 C4),以连接到耳垂(A1+A2)为参考。在大多数情况下,测量到可靠的数据需要平均 10～30 次连续试验。在 Fp2 处记录闪烁的伪像,并且丢弃被伪像污染的时段。手动测量 OERP 的负-正复合物的峰值(潜伏期和幅度)通常基于以下标准:200～700 ms 的最大负峰被认为是 N1,300～800 ms 时段的最大正峰为 P2(Lascano et al.,2017)。早期成分(P1 和 N1)主要代表刺激特性(如气味浓度),而晚期成分(P2 和 P3)代表更高阶的内源性响应,即与嗅觉刺激的新颖性、熟悉性、愉悦性或重要性相关(Pellegrino et al.,2017)。

在 EEG 基础上,1962 年,Galambos 和 Sheatz 首次发表计算机平均叠加的事件相关电位(event-related potential,ERP)。它是指外部的某一特定刺激,作用于感觉系统或大脑某个部位,在给予或取消刺激时,在脑区引起的电位变化。与 EEG 相比,一次刺激诱发的波幅极小,极易被淹没在 EEG 中,因此无法直接测量。但是,ERP 有潜伏期恒定和波形恒定这两个特点,而 EEG 的潜伏期和波幅呈随机变化。研究者们利用 ERP 的这两个特点,对受试者施以多次重复刺激,将每次刺激产生的含有 ERP 的 EEG 加以叠加和平均。经过叠加后,ERP 与叠加次数成比例增大,而 EEG 则按随机噪音方式加和,然后对提取到的 ERP 加以平均,就得到一次刺激诱发的 ERP 特征。

(三)测量

有两个因素使得 OERP 的测量尤其具有挑战性。首先,最重要的一点是,OERP 测量的关键在于突然发生的短暂事件,点刺激对于化学感觉来说比视觉、听觉、触觉更难达成;其次,在不刺激三叉神经的情况下很难刺激嗅觉神经,嗅觉神经的鼻内游离神经以冷热、刺激和辛辣等为结束信号。为此,需要提供没有压力、温度及湿度变化的嗅觉刺激,并使用仅刺激嗅觉神经的气味。

专用嗅觉仪能客观地检测嗅觉变化(Kobal et al.,1988)。第一个设备是 1978 年由 Kobal 和 Plattig 开发的。在使用时,两个并发的空气流中的一个被引导至嗅觉仪出口处,出口处由一根相连的管子插入其中一个鼻孔中。两种气流的流速、温度和湿度都相同,它们的区别仅在于其中一个包含空气和空气的混合物,另一个只包含空气。切换由哪一股气流进入鼻子只需要不到20ms 的时间。在这不到 20ms 的时间里,管子里仅有无味的空气,无其他嗅素,避免引起刺激变化。其他基础方法学的发展还包括关注嗅素呈现的参数,如持续时间、刺激间隔和流速。

与嗅觉刺激呈现带来的方法障碍相比,OERP 的记录比其他 ERP 更直接明了。在很多情况下,只记录沿着顶点附近中线少数电极的 EEG 就足够了。频率范围的记录(在线过滤器设置)通常类似于用于后期皮层 ERP 的记录(如 0.01~100 Hz)。头皮记录通常参考乳突骨、耳垂或代数计算的平均值。正式实验结束后,只要将眨眼、眼睛移动或其他伪影像进行删除或纠正,再经过一些额外的离线过滤,EEG 的数据记录加以平均就可以形成 OERP 的结果。

(四)呈现

OERP 已经发展出多种表现形式。最常用的形式就是在头皮的一个或几个位置记录电压的时间序列。这些时间序列通常被认为是一个序列的不同成分,每个成分都来自特定信息类型中的大量神经处理。成分在操作上由它们的极性、潜伏期、形状、头皮上的形貌及对各种实验操作的敏感性来定义。尽管并非总是如此,但每个成分通常以出现的特定峰值或谷值来识别在电压序列中是否保持一致(多或少)。

最常测量的是 N1 和 P2 的峰值幅度和潜伏期,其重测信度的可靠性可以与视觉、听觉、触觉刺激引起的成分的皮层测量相媲美(Nordin et al., 2011)。这些成分来自涉及感觉处理早期阶段的皮层区域,但发生晚于其他感觉方式皮层成分的类似情况。这种延迟的部分原因是从气味呈现到气味刺激鼻子里的受体需要一定的时间。

(五)神经来源

OERP 的神经发生器尚未被研究者所熟知,部分原因是迄今有较少的研究可以定位到它们,也因为 ERP 定位本身的难度。一种推论认为,头皮上电极测量的 ERP 的神经发生器就是一个"头皮模型",即头上每种类型组织的阻力和几何形状。然而,电场和相同来源的磁性物质在穿过这些组织时不会受到影响。因此,它最大限度地减少了对头部模型的需求,从电磁测量中推断出来源要容易许多。但是在大多数情况下,头皮的两种测量方法都无法提供足够的信息来唯一指定一组基础来源。因此,有必要通过做出一些生理上合理的假设来限制范围,包括采用有关来源的性质或数量的模型。最早的也是最著名的来源模型只涉及一小部分的偶极子(源极和吸收极),每个的位置、方向和强度可能会有所不同。这些原因使大多数现有研究都提供了与 OERP 来源密切相关的信息,包括脑磁图(magnetoencephalography, MEG)和偶极子建模同时记录脑电图。

尽管在源定位方面磁场通常是首选,但电场也有其自身的优势。头皮上可测量的磁场来自仅产生可测量电场的一部分子源,主要是靠近头皮的或与头皮相切的电流。电场除了检测这些来源,还可探测更深的和放射状的源。

(六) 影响 OERP 的因素

1. 内源因素

(1) 年龄:在所有感知觉中,嗅觉衰退比较迅速,OERP 在不同的年龄阶段表现出显著的差异。Murphy 等分析了不同年龄阶段健康个体的 OERP 特点。结果发现,随着年龄的增长,P2 的潜伏期明显增长,P3 波幅显著下降。Morgan 也得出了类似的结论。

(2) 性别:有研究发现,男性老年人群的 OERP 潜伏期最长,波幅最小。Stuck 指出,在相同浓度嗅素的刺激下,女性的 P2 波幅比男性大。

(3) 嗅觉投射:嗅觉刺激直接经过嗅球进入端脑,所以嗅觉的初级投射是同侧的(Lascano et al.,2010)。因此,OERP 表现出单侧化特征。左侧鼻孔似乎更涉及嗅觉辨别的功能,右侧与阈值的关系似乎更大(Kayser et al.,2013)。嗅觉的记忆和情绪功能似乎也是左右分工的,嗅觉左侧处理情绪信息,右侧处理记忆信息(Hummel et al.,2006),对脑部患肿瘤的患者进行 OERP 检测也从侧面佐证了单侧效应。

(4) 呼吸方式:正常呼吸和咽腭闭合呼吸是人体主要采用的呼吸方式,其中咽腭闭合呼吸可以避免在呼吸时空气进入鼻腔。众多研究采用咽腭闭合呼吸方式得到清晰的 OERP 成分(Gellrich et al.,2019)。然而,也有研究得出了不同结果,Thesen 和 Murphy 发现,正常呼吸与咽腭闭合呼吸均可采集到清晰的 OERP,但咽腭闭合呼吸可以在各个电极上采集到更大的 P1/N2 峰值,正常呼吸的 P3 潜伏期有缩短的趋势。但咽腭闭合呼吸有一定的难度,增加了招募受试者的难度;正常呼吸方式实用性更高。

2. 外源因素

(1) OERP 信噪比:由于 EEG 只能采集头皮电位,对于深层皮层的信号的分辨率较低;并且嗅觉系统适应快、恢复慢,在有限的时间里只能采集到较少试次,不利于叠加平均,这些都使 OERP 形成了低信噪比的特点。OERP 的低信噪比一直困扰着研究者,不同的性别、年龄及个体的嗅觉功能都是影响 OERP 信噪比的因素(Boesveldt et al.,2007)。

(2) 刺激的间隔时间:为了避免嗅觉迅速适应,OERP 实验通常使用较长的刺激间隔。刘建锋等通过比较不同时间的刺激间隔发现,随着刺激间隔的增加,P2 和 N1/P2 波幅增加(Liu et al.,2008)。但 Whitcroft 等在 2017 年却指出,使用 10 s 刺激间隔比 30 s 明显提高了嗅觉功能正常、嗅觉衰退个体 OERP 的信噪比,对嗅觉缺失个体作用不大。Morgan 等 1999 年的研究则发现,不同时间的刺激间隔对年轻男女及老年女性的影响差异无统计学意义。

（3）刺激的持续时间:除了嗅觉刺激的时间间隔,嗅觉刺激持续时间也会影响 OERP 的性质,Bang-bei Tang 等在 2019 年使用 300 ms 与 500 ms 两种不同的嗅觉刺激持续时间发现,长持续时间延长了 N2 和 P3 的潜伏期。

（4）气流的改变:在 OERP 研究中,嗅觉刺激通过气流的方式呈现,因此气流的改变也会改变 OERP 的性质,其中一个主要因素为通气流量。2018 年,Han 等使用 4 种流量分别采集了 OERP,并保证单位时间内进入鼻腔的嗅觉刺激量一致而得出结论:与刺激浓度相比,通气流量与 OERP 的关联更大。

（5）注意状态:由于 OERP 的刺激间隔较长,实验时长也相应较长。多数实验范式都要求受试者保持相当的警觉程度或注意集中（Wetter et al.,2001）。但也有研究发现,注意和警觉程度对 OERP 的影响并不大,Nordin 等1999 年对不同年龄健康受试者在视觉追踪、睁眼和闭眼条件下的结果未发现显著的 OERP 波幅差异。

（七）OERP 与传统 ERP 的区别与联系

OERP 作为 ERP 的发展,遵循 ERP 的一般特性,也有其自身的特点。为了提高 OERP 的信噪比,研究者们尝试了多种方法。但需要注意的是,研究表明 OERP 成分出现时间较传统 ERP 晚,即 OERP 的潜伏期较长。一般情况下,N1、P2、N2、P3 对应的时间窗为 300～500 ms、450～700 ms、600～900 ms、750～1 100 ms。此外由于信噪比低,OERP 各成分的波幅比传统ERP 小。

（八）OERP 与相关疾病

1. OERP 与嗅觉功能障碍

通过心理物理法中最为常用的 Sniffin Stick 测验检测被试的嗅觉阈限、辨别能力和鉴别能力,3 项测验的总分数得到嗅觉功能总分,可将受试者分为嗅觉正常（normosmia, ≥31）、嗅觉衰退（hyposmia, 16～31）和嗅觉缺失（anosmia, <16）3 类人群（Gellrich et al.,2019）。

与心理物理法相比,OERP 的应用还不是很广泛。Lotsch 发现,OERP 可以将嗅觉正常和嗅觉缺失在 50% 的概率上分开,即 OERP 存在说明嗅觉功能正常。嗅觉功能总分与 N1 明显相关,分数越高,N1 的潜伏期越短,波幅越大（Liu et al., 2008）。目前研究者们对 OERP 作为判断嗅觉能力的指标尚存在分歧。

2. OERP 与神经退行性疾病

阿尔茨海默病患者的 OERP 与健康对照相比表现出明显的差异,阿尔茨海默病患者 OERP 引出率较正常对照低,潜伏期较长,波幅较小（Invitto et al.,

2018)。与其他电生理指标相比，OERP 在阿尔茨海默病人群中的改变更为明显。

帕金森病患者通常存在阈值高、辨别能力弱的嗅觉功能缺陷，表现在 OERP 上即潜伏期长、波幅减小。有趣的是，虽然患者的 TDI 分数明显下降，而 TDI 分数下降表明个体嗅觉能力下降，但嗅觉刺激条件下 α 和 θ 节律与健康被试并未有显著差异(Cozac et al.，2017)。进一步研究发现，在帕金森病中主要是晚期脑电成分与健康个体差异显著，这表明中枢网络的减少是嗅觉丧失的一个原因(Iannilli et al.，2017)；中枢网络的减少导致一部分帕金森病患者在病程后期甚至不出现 OERP。Guducu 等对帕金森病患者和健康个体的 OERP 进行熵分析，发现在刺激呈现时，健康个体出现明显的熵减，但帕金森病患者这种现象却不显著(Guducu et al.，2015)。

阿尔茨海默病和帕金森病在潜伏期均会出现嗅觉衰退，而上述研究表明，帕金森病患者嗅觉衰退的原理导致了其独特的 OERP 特点，结合其他脑成像技术，可以将阿尔茨海默病与帕金森病在潜伏期加以区分，这对于后续的干预与治疗有重大意义。

OERP 至今并没有被充分研究。一方面由于人们对嗅觉的忽视，另一方面由于嗅觉变量较难控制，研究难度较大。但近年来，嗅觉与神经退行性疾病的紧密联系被逐渐发掘，脑成像技术更加成熟，嗅觉刺激呈现技术更加精密，OERP 的操作简单、非侵入性、经济性同时兼具较高准确性等优势使其成为研究嗅觉功能的首选技术。OERP 有可能成为阿尔茨海默病、帕金森病等神经退行性疾病的前临床诊断依据，并为存在风险的患者提供预警。但如前文所述，OERP 极易受外界各种因素影响、信效度不稳定使其尚不能广泛应用于临床实践。

第四节　嗅觉系统的结构和功能成像

一、嗅觉成像技术的发展

人类神经系统的影像与科学进步紧密相关，从照相机、干版摄影、银染、光学显微镜到初期临床环境气动脑电图(X 线片)和肺脑造影，走向现代轴向断层扫描、SPECT、PET 和 MRI。后两种方法革命性地改变了我们对人脑的理解，特别是对人脑功能的理解。

近十余年来，人类嗅觉领域图像的界限不断扩大，技术和方法学的创新使检验科学假设成为可能。新的成像方法使我们的研究对象从"嗅觉信息处理的位置"转换到"嗅觉如何进行信息处理"，并提供关于人类嗅觉的结构和功能组织的新见解。本节将回顾以往的研究进展并简要介绍人类嗅觉成像的发展。

最早人类嗅觉成像的科学论文之一在 1800 年代初由德国解剖学家 Samuel Thomas Sömmerring(1755～1830 年)发表。Sömmerring 于 1809 年发表的专著《人体嗅觉感觉图像》提供了第一个可靠的人类嗅觉系统解剖效果图,它描绘了上鼻甲嗅觉神经纤维的分布状态及它们穿过筛状板渗透层的路径,还标明了颅前窝嗅球和嗅觉后道的位置。这些图像仍然只是提供了人类嗅觉的结构信息,直到半个世纪后出现的显微学和组织学研究,才进一步将人类嗅觉的研究深入到细胞水平。Schultze(1856 年)、Meynert(1872 年)和 Krause(1876 年)等借助显微镜等新手段发现了人类嗅上皮细胞,他们首先确定了嗅上皮细胞的 3 个基本类型:纤毛受体神经元、柱状支持细胞和基底细胞。

在接下来的 100 年中,人类嗅觉成像仅在宏观或组织学倾向取得零星进展。1954 年,Allison 使用不同的染色方法来评估神经元、轴突和髓磷脂,基于人类嗅球纤维变性和突触细胞萎缩的区域性模式描绘出人类嗅球的投射。这些发现提供了目前仍可使用的人类大脑嗅觉系统的解剖图像,并对前部嗅核、嗅结节、额颞嗅皮层、杏仁核内侧和皮层核进行了描述。同时,Engstrom 和 Bloom(1953 年)使用电子显微镜(electron microscope,EMS)获得了人类嗅觉黏膜高分辨率的图像。Morrison 和 Costanzo 使用冷冻断裂扫描 EMS 描述人类嗅上皮的三维精细微观结构,他们的图像展示了人类嗅觉感觉神经元的树突、球形结构和纤毛精细的结构细节,并捕捉到了从上皮到嗅球通道的嗅觉纤维图像,大大扩展了上皮表面特征的嗅觉电磁学研究内容。

嗅觉成像的这些开拓性尝试使研究人员和受试者发现一个明显缺点:对事后剖析材料的依赖。无创成像技术由 20 世纪 70 年代初第一次 CT 扫描开始出现,它提供了新的方法来探测人类大脑的结构和功能。但是,从早期的解剖学数据也能明显看出人脑中大多数与嗅觉相关的结构都很小,这意味着这些区域的成像质量将需要一种具有足够空间分辨率的技术。MRI 和类似方法的发展使我们对人类大脑嗅觉结构的了解发生了革命性变化。

二、嗅觉成像的基础

我们将主要介绍以下 3 个问题:第一,MRI 扫描仪如何工作? 第二,MRI 信号如何产生? 第三,MRI 信号如何转换为空间图像?

现代 MRI 的"鼻祖"是核磁共振,这项技术的基础是原子核在特定的磁频率下发生共振,如果生物体放置在外部磁场中发生相同的共振频率,原子核将吸收能量,后续电磁能量的发射或辐射可以被测量和量化。因此,心脏核磁共振和 MRI 包括 3 个组成部分:静态磁场产生外部磁场扰动、发射线圈将磁场传递到目标样本和一个接收线圈来读出样本的电磁辐射。磁场在空间分布是均匀的,而现场的意外变化会导致信号失真和测量误差。最好使用较大的磁场以减少信号失真。非常稳定且高强度的磁场(1.5 T 及更高)需要使用超导电磁体冷却到接近绝对零的温度。早期嗅觉 fMRI 的困惑即在于信噪比的影响。

MRI 信号产生的基本物理原理是,如果这些原子核带有净正电荷,且质子数和中子数至少有一个为奇数,这些原子核可自旋产生电流环路,从而产生具有一定大小和方向的磁化矢量。鉴于人体的 70% 由水组成,人类的 MRI 生物组织扫描最常被调整为氢核成像。

通常,原子核的自旋轴相互之间是随机取向的,因此组织样本内的细胞核不会产生净磁场。但是,MRI 扫描仪的大磁场使处于自然状态下杂乱无章的小磁场有序排列,并与大磁场对齐,从而产生宏观磁化矢量。有趣的是,自旋轴与磁场不是严格对齐的,而是围绕主磁体旋转摆动,类似于陀螺仪或陀螺的摆动运动,氢质子的这种旋转摆动称为进动。进动的共振频率也称 Larmor 频率,即原子核吸收的频率能量,进动的共振频率公式为 $\omega = \gamma \times B$,其中 γ 为磁旋比(γ 对于某一种磁性原子核来说是一个常数,氢质子的 γ 约为 42.58 MHz/T),B 为主磁体的场强,单位为特斯拉(T)。所以,进动的共振频率与原子核类型和主磁体的场强都有关系。

需要注意的是,磁化过程本身并不构成 MRI 信号。为了测量信号,从传感器发出的射频刺激脉冲通过传输线圈注入能量并扰动系统。该脉冲由电磁能量波动爆发设置成与 Larmor 频率相同的目标原子核的频率。直接的作用是使原子核的自旋从低能级质子进入高能级质子,质子能量状态分为两种,即与主磁场平行且方向一样的低能级质子和与主磁场平行但反向的高能级质子。随着刺激的进行,原子核之间自旋相干的损失越来越大,导致了横向平面中的净磁化强度减少。

在原子核发出能量期间刺激一旦停止,原子核在此过程中逐渐转变回低能级质子(Larmor 频率)。记录 MRI 信号的精髓在于 MRI 接收线圈调至相同频率用于检测在激发和恢复之间的电流变化。恢复或放松沿纵轴的磁化遵循时间常数 T1,通常为几百毫秒,而横向平面内的恢复遵循时间常数 T2,通常为几十毫秒。

MRI 技术的一项早期关键创新是将大块物质的单点测量转换为二维空间图像。虽然静电场可用于激发二维的整个组织切片,切片中所有点都是以相同的共振频率激发的,这意味着切片内所有的点也会以相同的频率发出 MRI 信号频率。因此,使用此技术没有办法解决不同的空间位置。首次试图解决此问题的尝试是一次在空间中放置一个体素收集 MRI 数据,然后将所有体素的数据拼接在一起创建 MRI 图像。这种方法费时费力且不切实际。20 世纪 70 年代初期,Paul Lauterbur 博士设计了一种解决空间编码问题的方法。他决定通过在空间上改变外部磁场的强度，片内的不同点会产生不同频率的共振，这是因为原子核的进动频率与 MRI 信号强度呈线性关系。使用这些强加的空间梯度意味着空间中的每个点都有效地紧随它自己独特的共振频率，使得从切片中重建空间信息。此外，通过在所有三个维度(x、y 和 z)应用样本，一个完整的三维图像可以拼接成功，提供了以任何方向查看 MRI 扫描的方法。进一步的突破是几年后，Peter Mansfield 博士开发了新的减少 MRI 数据采集时间的数学算法，从几分钟或几小时减少到几十毫秒，这就是回波平面成像(EPI)，为 MRI 在临床环境的应用中带来了更快的序列采集，并且 fMRI 成功很重要的一点在于，其不同的认知或知觉状态引起活动相关的变化在 MRI 活动中仅需几秒。

三、人类嗅觉结构成像

人体嗅觉系统大多数嗅觉区域的解剖学边界(尤其是嗅皮层和眶额叶皮层)非常不明显，这使得人体嗅觉系统的结构性非侵入性成像受到限制。即使最好的结构性 MRI 序列也无法获得远低于 1 mm³ 的空间分辨率，形态描述仍然很粗糙，不能很好地表征层状组织或细胞建构上的特点。虽然 fMRI 的使用在定义人类嗅觉的结构组织、确定与气味处理相关的大脑区域等问题上扮演了重要的角色，然而嗅球的结构成像优于功能成像。嗅觉结构成像在临床诊断中也发挥了重要作用。

(一) 人类嗅觉结构成像的发展

20 世纪 80 年代，对人类嗅觉系统进行成像主要是使用 CT，该方法值得称赞但还不够优秀，因为它基于头骨的伪像大大减少了嗅球和邻近结构的可视化。首次系统地对人类嗅球的 MRI 研究使用了 T_1 加权序列，但对嗅球及区域的识别不一致。Yousem 将高分辨率 MRI 表面线圈放置在额骨与两个鼻骨相交处的中线以改善信号。T_1 加权图像能清楚地显示出嗅球和邻近区域的位置，但嗅球体积的数据在单个个体水平上的诊断适用性有限。之后，在健康受试者中意外发现嗅沟的深度引出 MRI 对体积的成像，其嗅觉表现可预测。对嗅觉缺失的患者进行检查表明，嗅沟的深度是嗅觉区域存在的良好指标。

嗅球成像技术已经从使用 T_1 加权发展到 T_2 加权序列。虽然 T_1 加权 MRI 在解剖学方面提供了更好的分辨率，但 T_2 加权 MRI 具有更多优势。最终，嗅球和其区域由外部的明亮环表现出来，使其更容易追踪其全部范围。另外，嗅球与附近血管间对比度的增加使我们可以直观地看到嗅觉神经穿过骨状筛板的过程(Duprez et al.，2010)。这些专门的 T_2 加权 MRI 扫描依赖快速自旋回波二维序列的成像协议，即在冠状面内 0.5 mm²(片内)分辨率和2 mm 厚的切片收集(值得注意的是,最近引入的"稳态进动结构相干")三维序列的各向同性体素分辨率可达到 0.5 mm^3,并有望实现达到更高的信号分辨率以更精确地测量嗅觉体积(Burmeister et al.,2011)。

2012 年,Burmeister 等通过遗体研究获取了人类嗅球的 MRI 结构数据和高分辨率成像(3 T/0.2 mm^3 体素和 9.4 T/0.1 mm^3 体素)。使用 3 T 强度 MRI 成像时的横截面能够看到嗅球与主要组织切片上的皮层,包括从外到内的嗅神经层、嗅小球层、外部丛状层和跨越二尖瓣和颗粒细胞层的部分。9 T 的强度曲线更加深刻,强度分布分析能捕获嗅球细胞结构的所有层数。这些新方法让MRI 在表征人脑微观结构细节时更加深入,但目前只应用于遗体研究。很难让受试者在 3 T 高分辨率扫描下保持 75~100 min 静止不动,而且大多数受试者的头部不适合专用于发射和接收射频信号的鼠头线圈(内径 3.8 cm),因此该成像技术在活人中极难实施。但我们相信随着技术的发展,这种情况会得到改进。

(二) 临床诊断中的嗅觉结构成像

嗅觉衰退作为神经退行性疾病的早期预测因子已被很多研究证实。嗅觉衰退也已经被作为帕金森病的早期预测因子和诊断标准之一。

学者们也尝试了多种结构成像技术方法去研究神经退行性疾病嗅觉障碍的脑机制。Wattedorf 等在 2009 年利用基于体素的形态学测量(voxel-based morphometry,VBM)方法考察了轻度和中度及晚期帕金森病患者的大脑结构变化和灰质体积大小。他们发现与对照组相比,尽管帕金森病患者保留了总的灰质体积,但轻度帕金森病患者嗅皮层出现萎缩、中度及晚期帕金森病患者杏仁核显著萎缩,且这种萎缩与他们的嗅觉行为衰退显著相关。这一技术的使用为"嗅觉障碍作为神经退行性疾病的预测因子"从脑机制角度提供了证据。

另一种 MRI 技术是弥散张量成像(diffusion tensor imaging,DTI),已用于表征帕金森病的脑结构变化。DTI 是基于水分子沿着白质束的纵轴比垂直扩散更快的想法(Assaf et al.,2008)。通过测量多个方向上的弥散,DTI 提供了一种量化水分子平行扩散和垂直扩散间的差异的计算方法。通过 DTI 技术,Scherfler 等(2006 年)观察到帕金森病患者额叶底部的扩散增加。这些数据准确地将 17 个被试数据中的 16 个区分为帕金森病(9/9 例)和对照组(8/9个对照组),证明了这个大脑区域的群体差异。但是,这些结果应谨慎解释。因为这个案例中,预估的嗅球体积为 1 300 mm^3,远远超过其他文献中报告的系数(基于结构 MRI 的最高嗅球体积的约为 100 mm^3)(Buschhuter et al.,2008)。与对照组相比,DTI 研究还发现了原发性帕金森病嗅觉缺失患者的嗅皮层(内嗅皮层附近)各向异性变化(指数为大脑的水扩散率),这种变化与患者的气味鉴别分数显著相关。目前尚不清楚这些各向异性变化是嗅觉障碍患者的普遍现象还是只出现在帕金森病嗅觉障碍患者的身上。

四、人类嗅觉功能成像

人脑的功能成像基于一个简单的原则：思考需要工作。神经元活动是一个耗能的过程，细胞之间和细胞内的化学浓度梯度需要恢复，神经递质需要重新包装成囊泡。这些操作需要氧气驱动有效地将葡萄糖转化为有氧呼吸。因此，给定的大脑区域增加的活动将需要更多的葡萄糖并消耗更多的氧气。除了本地可用的葡萄糖和氧气的浓度，大脑需要增加血流量来输送这些物质，从而维持正在进行的活动。所有人类功能成像技术仅提供替代大脑活动的指标。

（一）第一个人类嗅觉功能成像研究

最早识别人脑嗅觉活动的方法是 1992 年 Zatorre 等使用 PET。这种适度侵入的成像技术是整个 20 世纪 80 年代末和 20 世纪 90 年代初的主要功能成像方法。其原理是含有放射性同位素的造影剂通过静脉注射或吸入气体进入体内后，随血液进入脑组织，随着放射性信号的衰减，它会产生正电子并迅速与电子发生碰撞产生沿相反方向传播的两条 γ 射线，这对 γ 射线被一系列同时检测器在受试者头部周围检测到。神经活动的增强会导致附近代谢增多，因此含有同位素的脑血流会增加。所以，通过检测同位素的分布，可以间接地反映神经活动的分布情况。要注意的一点是，尽管 PET 图像支持 T_1 加权解剖 MRI 扫描以确定被激活的大脑区域，PET 扫描与 MRI 并不同。采用不同的造影剂可以测量大脑活动的不同方面。但其有一定的局限性。首先，PET 成像技术的信噪比低，成像所需时间较长，从几十秒到数分钟，在实验范式的选择余地很小；其次，虽然 PET 属于无创性技术，但造影剂包含放射性物质，所以同一受试者不宜频繁参加 PET 实验，且不适用于育龄妇女；最后，PET 造价高昂，需要配备一台粒子加速器和放射性示踪剂。

1992 年，Zatorre 等进行了第一次嗅觉成像研究，使用 PET 技术测量了人脑中的氧气消耗和局部血流量（regional blood flow，CBF）。Zatorre 发现，当受试者受到嗅觉刺激时，双侧嗅皮层和右侧眶额皮层显著激活。这些研究不但补充了患者气味感知模型病变的数据，还提示成像方法可以从大脑角度去探索人类的嗅觉系统。

（二）早期嗅觉 fMRI 研究

到 1990 年代中期，认知神经科学研究者越来越多地选择 fMRI 作为考察人脑功能的方法。fMRI 反映的是基于血氧水平依赖（blood oxygenation level dependent，BOLD)的大脑神经活动。该技术利用脱氧血红蛋白具有顺磁性的优势，依赖于活动的大脑变化引起的脱氧血红蛋白与氧化血红蛋白比随着氧气的输送和消耗，或大脑中本身的血流量改变而增加，可以使用专门的 MRI 检测序列。使用 T$_2$ 加权 fMRI 来测量血流动力学效应，称为血氧水平依赖对比，这使研究广泛的感知和认知任务成为可能。该技术的优点在于，信号直接来自大脑的神经活动，无须注入造影剂和同位素等其他试剂，因此适用于各个年龄阶段的受试者，且同一受试者可以在短时间内多次参加实验；fMRI 的空间分辨率非常高，可以达到 1 mm^3，因此可以进行精确的功能定位；有大量成像参数供实验者自由控制，以完成各种特定需求的扫描和多种实验范式。但其局限性在于，它不是直接检测神经活动，而其所记录的血氧信号通常滞后于神经活动 5～8 s，因此它的时间分辨率要远低于 EEG 和 MEG。

嗅觉 fMRI 比视觉、听觉和躯体感觉系统 fMRI 滞后了几年，在 1997 年有 4 个不同的实验室获得了大步发展。尽管受试者数量、气味、刺激传递方法和实验范式有所不同，这些研究多方面证明了 fMRI 在嗅觉相关区域的激活，如内侧颞叶和眶额皮层及非嗅觉区域(扣带回皮层和颞上回)。在一个重要的早期实验中，Sobel 等表明人类大脑嗅觉区域不仅对气味做出反应，还可以在没有气味的情况下进行嗅闻。这些发现与动物模型非常一致，并提出吸气闻的行为可能有助于在气味之前引发嗅觉系统接收。

在大多数早期嗅觉 fMRI 研究中有一个问题来自弱激活的初级嗅皮层的不一致结果。主要原因在于额叶下叶和内侧颞叶恰好位于靠近空气组织的界面，极易产生 fMRI 信号伪影和信号丢失。由于 PET 不受此问题的影响，许多研究人员将其作为使用 PET 技术的充分理由。fMRI 活动不稳定的第二个原因在嗅皮层中，基于许多嗅觉研究使用了封闭式任务设计，其中气味和无味时间分别以 30～60 s 的交替时间间隔显示。这些封闭式设计几乎在所有早期 fMRI 研究中均已使用。在所有其他条件相同的情况下，封闭式设计另一个相对优势是长时间的刺激赋予了其更强的统计能力以识别主要影响。但是，在气味刺激的情况下，出现时间较长意味着嗅皮层的反应适应性更高，由此，人们对实验设计对嗅觉系统具有独特约束的重要性有了新的认识。

(三) 事件相关时代的 fMRI 检查

认识到简短刺激的价值，研究人员开始利用与事件有关的嗅觉任务设计。使用多种不同的嗅素进行简短刺激呈现(1～3 s)，并在测试之间具有足够的时间间隔(10～20 s)，最大限度地减少了感官习惯化问题，并增强了实验设计的灵活性，增加了可以研究的类型。由 Sobel 等(1997)推荐的一个技术的重要元素是能够以快速开关的时间输送这些气味剂，以及使用兼容 MRI 的嗅觉仪。

1999 年，Lorig 等实现了没有听觉、触觉或混杂气味的计算机快速控制呈现。在 2002 年的一项研究中，Gottfried 等使用了事件相关的 fMRI 探索人脑中的气味处理和嗅觉巴甫洛夫定律，着重于令人愉快和难闻的气味。该研究比较了视觉刺激与嗅觉刺激在一致和不一致的情况下，对学习活动的影响以及其所诱发的脑区活动。在这个研究中，视觉刺激为中性面孔，嗅觉刺激为正性气体、中性气体和负性气体，当视觉刺激和嗅觉刺激均为中性时，我们认为视觉刺激与嗅觉刺激一致；否则则为不一致。

（四）气味效价编码

追溯到 20 世纪 70 年代的心理物理学研究表明，效价（愉悦）是人类将气味分类的主要维度，特别是不熟悉或难以命名的气味。由于嗅觉系统和调节情绪与厌恶性学习的边缘脑区之间存在紧密的解剖重叠，为了探索人类大脑如何处理厌恶性气味，Zald 和 Pardo 于 1997 年在受试者闻到强烈厌恶的硫化物（蛋臭味）时使用 PET 技术进行扫描。结果显示在这些脑区有一种选择性厌恶反应，嗅素之间的强度差异使效果解释复杂。

随后的 fMRI 研究得出了一些不同的结论。如上所述，令人愉快的、令人不快的及中性气味都发现杏仁核中 fMRI 活动的强度相似，支持了效价独立编码的理论。在另一项研究中，一种愉快的气味和一种难闻的气味分别呈现低强度和高强度，提供一种简洁的方式来分离同一实验范式中的两个感知特征（Anderson et al.，2003），有更多发现共同确定了关于杏仁核在嗅觉享乐处理中起到的重要作用。为澄清不一致的结果，2005 年 Winston 等在 Anderson 等2003 年研究的基础上提出了效价依赖假说，该假说认为杏仁核仅对外边界效价的气味强度敏感。杏仁核编码强度和效价的综合呈现强调了评价气味效价行为显著性的重要性。这些发现有助于对有关人类杏仁核描绘的嗅觉反应做出一些混合解释。

在随后的众多功能成像研究和发现表明，人脑为了指导基于嗅觉的决策会与相对和绝对气味效价的表达连接。

（五）嗅觉学习、嗅球可塑性和嗅觉经验

气味的感知由学习和经验塑造。嗅觉的心理物理学研究有力地证明了人类嗅觉的感知可塑性，功能成像研究为这种可塑性潜在的机制研究带来了新见解。多项研究证明，感官环境在行为和神经方面可能会改变大脑对气味的处理。与语义不一致的配对相比，一种气味伴随着一种语义上一致的味道，图片或颜色有助于大脑感知气味，并可在杏仁核和海马等脑区中引起更大的响应（Osterbauer et al.，2005）。

人类仅仅暴露于气味就可以增强感觉处理。一些 fMRI 研究发现表明,气味质量的神经表征可以通过纯粹的感知体验快速更新。这个气味特征差异的过程通过感觉暴露可能会导致人类自然地学会并建立属于他们的"词汇"来识别和辨别气味。

气味感知也可以通过联想学习更新。2008 年,Li 等通过合并 fMRI 和多元分析技术来探讨巴甫洛夫的厌恶条件对预测性气味线索辨别的影响。研究结果强调了恐惧条件更新预测线索感知表示的能力,从而使完全无法辨别的感觉转变为可分辨的感知力,进一步增强了联想学习的效能,增强了感官线索感知并支持适应性行为。

值得注意的是,缺乏经验会导致对气味辨别相反的影响。动物气味剥夺模型会引起嗅觉系统改变,Wu 等在 2012 年开发了一种用于人类诱导长期气味消除的方法。剥夺程序引起梨状和眶额皮层的可逆 fMRI 改变,这可能有助于维持输入中断后的气味感知。受试者的气味感知仍然保留,这表明嗅觉系统具有补偿机制,它可使传入的感觉输入抵抗短暂的扰乱,通常发生在鼻窦炎或上呼吸道感染。

五、常用的脑认知成像技术

除了以上几种应用于嗅觉研究的成像技术外,仍有其他成像技术值得探索和应用,但基于各种成像技术的优点和局限性,在应用于嗅觉研究时要考虑是否合适。本部分主要对其他常用成像技术的成像原理及优缺点进行介绍,分别从功能定位、时间进程剖析及神经调控 3 个方面来简单介绍目前最为广泛应用的脑认知成像技术。

(一) 功能定位

最早对脑损伤患者的研究发现,不同脑区负责不同的认知功能,但是这种功能定位手段由于受到实验对象的约束,有很大的局限性。而脑认知成像技术的出现,使得研究者能够对正常人的大脑进行全面的脑功能区定位。常用的有 PET、fMRI 和功能近红外光谱技术(functional near infrared spectroscopy, fNIRS),PET 和 fMRI 技术在前文已经具体介绍过,以下主要介绍 fNIRS。

1. fNIRS 的成像原理

fNIRS 也是利用血氧水平依赖进行成像。fNIRS 利用特定波长的近红外光与脑组织中脱氧血红蛋白和氧合血红蛋白之间的吸收和散射关系,通过检测受试者在执行任务时,局部脑血流中脱氧血红蛋白和氧合血红蛋白的浓度变化,进而间接测量脑区的神经活动。图 2-5 为实验室工作人员使用 fNIRS 进行实验。

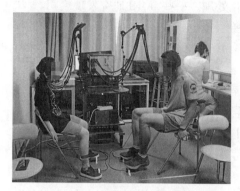

图 2-5 实验室工作人员使用
fNIRS 进行实验

2. fNIRS 的优点

fNIRS 对大脑活动的测量是通过附在受试者头上的传感器检测近红外光的变化来实现的，因此是无创的。fNIRS 对头动的容忍度较高，加上设备可以自由移动，对测试环境没有特殊要求。因此，fNIRS 较好地解决了 PET 和 fMRI 在婴幼儿、老年人和特殊患者特定群体研究中存在的问题。此外，相较于 PET 和 fMRI，fNIRS 价格相对低。

3. fNIRS 的局限

近红外光穿透性较弱，因此 fNIRS 只适用于对大脑表层神经活动的研究，对大脑深处的神经活动不敏感。fNIRS 的空间分辨率较低，无法对大脑的神经活动进行精细定位。fNIRS 尚未在心理学领域得到较广泛的应用，但在发展认知神经科学中展现出了较好的应用前景。

（二）时间进程剖析

在探索认知过程的神经基础时，除了脑区的功能定位外，了解认知过程的时间进程是另一个重要的问题，上文提到的 PET、fMRI 和 fNIRS 都是滞后于神经活动的脑血流成像，因此无法达到描述神经活动时间进程所需的毫秒级分辨率。常用的时间分辨率较高的技术主要有可以对神经电活动直接测量的 EEG 和 MEG，EEG 在前文已有详尽的介绍，以下主要介绍 MEG。

1. MEG 的成像原理

根据电磁感应原理，大脑在进行认知加工时产生的电流能够在头颅外表产生感应磁场。MEG 通过捕捉这种磁信号来推测大脑内部的神经活动。由于该磁信号极为微弱（大约是地球磁场的百万分之一），不仅需要屏蔽地球磁场和其他电磁噪音（如手机信号），同时需要超导线圈来检测神经磁场。

2. MEG 的优点

对神经兴奋源的定位更为直接和准确。这主要是因为大脑是电的不良导体，所以在皮层上记录到的脑电信号受颅骨和各种脑组织的导电性和形状的影响较大，而神经电活动所引起的感应磁场则具有不受介质干扰的特性，因此它能不受干扰地穿透脑组织和颅骨到达头皮表面。

3. MEG 的局限性

随着 fMRI 在功能定位上的应用，MEG 在功能定位上也存在和 EEG 同样的问题,所以 MEG 没能如预期一样在功能定位上成为主流方法。此外,MEG 造价高昂,不具有可移动性,因此难以在研究中被大量使用。

(三) 神经调控

无论是用于功能定位还是时间进程的技术,它们都只能回答与认知过程关联的神经基础是什么,即哪些脑功能区参与了该认知过程(充分条件),而不能回答哪些脑功能区是该认知功能所必需的(必要条件),而神经调控则专门用于回答后者,即脑功能区与认知过程间的因果关系。其主要的思路是暂时、有选择地干扰脑功能区,使得被试出现短暂的与脑损伤患者类似的症状。这里主要介绍两种常用的神经调控手段:经颅磁刺激(transcranial magnetic stimulation,TMS)(图2-6)和光遗传学技术。

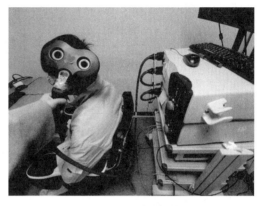

图 2-6　经颅磁刺激

1. TMS

(1) 工作原理:TMS 是用电容器储存电能然后放电,当放电电流脉冲通过贴近头皮的线圈时形成瞬变磁场,瞬变磁场在大脑内诱发感应电流,从而改变该处神经元的兴奋性,起到兴奋或抑制神经元活动的作用,从而暂时抑制该脑区的功能。因为诱发的感应电流时间短、强度弱,不会对被试的大脑造成器质性的损伤,因此是无创的。

(2) 优点:在具体实验时,通常会先利用 MRI 来获取大脑的结构信息,从而为 TMS 提供较为精确的靶区。TMS 具有很高的时间分辨率(毫秒级)和较好的空间分辨率(0.5~1 cm)。出于安全的考虑,TMS 产生的瞬变磁场只能深入皮层 1~2 cm,因此无法调控大脑深处的神经回路。

(3) 局限性:虽然 TMS 是无创的,但是它可能会诱发一些副作用,如头痛、恶心等。此外,TMS 不能用于有癫痫病史的受试者。因此 TMS 实验需要有经验丰富的实验人员来进行,并做好潜在的危险预案准备。

2. 光遗传学技术

(1) 工作原理:光遗传学技术是一种结合了光学和遗传学的神经调控技术。最初构想由 Francis Crick 于 1979 年提出:为了了解大脑是如何工作的,我们需要一种每次只让某一特定形态的神经元活动被抑制,而不影响其他神经元活动的方法。直到 2005 年,研究者第一次通过基因技术,将光敏通道表达在神经元里,之后用蓝光准确控制神经元的活化,才实现了这一构想。

(2)优点:使用光遗传学技术,研究者可以选择性地激活某一类神经元,并直接观察神经元激活后所表现出的行为结果。例如,利用光遗传学技术可以用光来调控小白鼠的大脑,让一只患有帕金森病的小白鼠重新站立起来甚至是重新走路。此外,光遗传学技术具有较高的时间和空间分辨率,能够允许研究者在不干扰被试其他行为的同时精确地改变特定脑区在特定时间上的神经活动。

(3)局限性:目前,还没有光遗传学技术在人类脑认知成像上的应用,但是它在小鼠、猕猴上的成功应用使其成为继 fMRI 后又一个能够给认知神经科学研究带来革命性推动的新技术。

本章参考文献

ANDERSON A K, CHRISTOFF K, STAPPEN I, et al., 2003. Dissociated neural representations of intensity and valence in human olfaction[J]. Nat Neurosci, (6): 196-202.

ASSAF Y, PASTERNAK O, 2008. Diffusion tensor imaging (DTI)-based white matter mapping in brain research: a review[J]. J Mol Neurosci, 34(1): 51-61.

BOESVELDT S, HAEHNER A, W BERENDSE H, et al., 2007. Signal-to-noise ratio of chemosensory event-related potentials[J]. Clin Neurophysiol, 118(3), 690-695.

BURMEISTER H P, BALTZER P A T, MöSLEIN C, et al., 2011. Reproducibility and repeatability of volumetric measurements for olfactory bulb volumetry: which method is appropriate? An update using 3 Tesla MRI[J]. Acad Radiol, 18(7): 842-849.

BUSCHHUTER D, SMITKA M, PUSCHMANN S, et al., 2008. Correlation between olfactory bulb volume and olfactory function[J]. Neuroimage, 42(2): 498-502.

COZAC V V, AUSCHRA B, CHATURVEDI M, et al., 2017. Among early appearing non-motor signs of Parkinson's disease, alteration of olfaction but not electroencephalographic spectrum correlates with motor function[J]. Front Neurol, (8): 545.

DOTY R L, 2015. Handbook of Olfaction and Gustation[M]. New York: Wiley.

DUPREZ T P, ROMBAUX P, 2010. Imaging the olfactory tract (cranial nerve #1)[J]. Eur. J. Radiol. (74): 288-298.

GELLRICH J, SPARING-PASCHKE L M, THIEME T, et al., 2019. Normative data for olfactory threshold and odor identification in children and adolescents[J]. Int J Pediatr Otorhinolaryngol, (123): 5-9.

GUDUCU C, TASLICA S, CAKMUR R, et al., 2015. Assessing olfactory function in Parkinson's disease via entropy analysis of chemosensory event related potentials[J]. Tohoku J Exp Med, 237(2), 111-116.

GUDZIOL V, PAECH I, HUMMEL T, 2010. Unilateral reduced sense of smell is an early indicator for global olfactory loss[J]. J Neurol, 257(6): 959-963.

HOLBROOK E H, LEOPOLD D A, 2006. An updated review of clinical olfaction[J]. Curr Opin Otolaryngol Head Neck Surg, 14(1): 23-28.

HUMMEL T, MOJET J, KOBAL G, 2006. Electro-olfactograms are present when odorous stimuli have not been perceived[J]. Neurosci Lett, 397(3): 224-228.

IANNILLI E, STEPHAN L, HUMMEL T, et al., 2017. Olfactory impairment in Parkinson's disease is a consequence of central nervous system decline[J]. J Neurol, 264 (6): 1236-1246.

INVITTO S, PIRAINO G, CICCARESE V, et al., 2018. Potential role of OERP as early marker of mild cognitive impairment[J]. Front Aging Neurosci, (10): 272.

KAYSER J, TENKE C E, KROPPMANN C J, et al., 2013. Olfaction in the psychosis prodrome: electrophysiological and behavioral measures of odor detection[J]. Int J Psychophysiol, 90(2): 190-206.

KOBAL G, HUMMEL C, 1988. Cerebral chemosensory evoked potentials elicited by chemical stimulation of the human olfactory and respiratory nasal mucosa. Electroencephalogr. Clin Neurophysiol, 71(4): 241-250.

LASCANO A M, HUMMEL T, LACROIX J S, et al., 2010. Spatio-temporal dynamics of olfactory processing in the human brain: an event-related source imaging study[J]. Neuroscience, 167(3): 700-708.

LASCANO A M, LALIVE P H, HARDMEIER M, et al., 2017. Clinical evoked potentials in neurology: a review of techniques and indications[J]. J Neurol Neurosurg Psychiatry 88(8): 688-696.

LIU J, NI D, ZHANG Q, 2008. Characteristics of olfactory event-related potentials in young adults with normal smell[J]. Otorhinolaryngol Head Neck Surg, 22 (8): 352-355.

MEUSEL T, WESTERMANN B, FUHR P, et al., 2010. The course of olfactory deficits in patients with Parkinson's disease—a study based on psychophysical and electrophysiological measures[J]. Neurosci Lett, 486(3): 166-170.

NORDIN S, ANDERSSON L, OLOFSSON J K, et al., 2011. Evaluation of auditory, visual and olfactory event-related potentials for comparing interspersed- and single-stimulus paradigms[J]. Int J Psychophysiol, 81(3): 252-262.

OSTERBAUER R A, MATTHEWS P M, JENKINSON M, et al., 2005. Color of scents: chromatic stimuli modulate odor responses in the human brain[J]. J Neurophysiol, 93 (6): 3434-3441.

PELLEGRINO R, SINDING, DE WIJK RA, et al., 2017. Habituation and adaptation to odors in humans[J]. Physiol Behav, (177): 13-19.

SUCHOWERSKY O, REICH S, PERLMUTTER J, et al., 2006. Practice parameter: diagnosis and prognosis of new onset Parkinson disease (an evidence-based review) report of the Quality Standards Subcommittee of the American Academy of Neurology [J]. Neurology, 66(7): 968-975.

TSUKATANI T, TAKAKI M, MITSURU F, et al., 2003. Detection thresholds for phenyl ethyl alcohol using serial dilutions in different solvents[J]. Chem. Senses 28 (1): 25-32.

WETTER S, MURPHY C, 2001. Apolipoprotein E epsilon4 positive individuals demonstrate delayed olfactory event-related potentials[J]. Neurobiol Aging, 22 (3): 439-447.

第三章

嗅觉作为早期预测因子的理论依据

第一节　嗅觉与认知的关系

认知是指人进行信息加工的过程，是人最基本的心理过程，包括感觉、知觉、记忆、思维和语言等心理现象。嗅觉作为感觉的一种与认知存在重要的联系。

认知的开端是信息的输入，人通过感觉来感知世界，输入来自外界的信息。视觉、听觉、嗅觉、味觉、触觉和本体感觉构成人基本的感觉系统。其中最重要的自然是视听觉，日常生活中 90％的信息，都通过视听觉来接受。与视听觉或其他感觉相比，嗅觉是一种"边缘感觉"。如果不去留心，很少有人会关心自己的嗅觉状态如何。嗅觉长期被处于忽视的位置，嗅觉带来的信息输入极少，似乎嗅觉只是用来辨别气味。嗅觉作为一种化学感觉，不能做到像视听觉一般高精度的测量，这与嗅觉感受器适应快、恢复慢的性质相关。

嗅觉作为信息来源，参与个体与环境的交互，帮助个体更全面认识周围环境，甚至可能影响到个体的认知过程。

直觉上我们对于气味的感知可以粗略地从两个维度表述，一是有无气味，二是气味的享乐属性，即难闻或好闻。但事实上，嗅觉对个体认知的影响远不止如此。

一、嗅觉与认知资源

首先，嗅觉是一种难以用言语编码的感觉。在描述嗅觉体验时，很难使用精确的言语来表述气味的属性。这种言语编码的非完整性导致我们很难详细地描述我们闻到的气味，对于相似的气味辨别能力更弱。想象一下，你是否能够在缺少视觉线索的情况下，分清楚橘子和橙子的气味。嗅觉的感知分别由感觉编码和言语编码来调节，它们产生不同的效果。值得注意的是，当言语编码可用时，比如气味比较熟悉或者单一，或者存在视觉线索，这时言语编码占上风；当无法找到合适的言语来编码嗅觉信息时，经验和熟悉感则主导了嗅觉感知（Herz，2014）。嗅觉这种凭经验和熟悉感的编码方式，使气味与唤醒息息相关。嗅觉通路涉及的脑区,是这一特性的物质基础。有不少研究证明,气味与个体的渴求联系紧密。日常生活中食物的香气往往会增加人的食欲,但嗅觉刺激也可以减弱人的食欲,有研究证明在给予被试一种中性不熟悉的气味后,原本对巧克力的渴求程度下降(Kemps & Tiggemann, 2013);另外,好闻的气味可以抑制吸烟的冲动(Sayette et al., 2019)。人食欲的下降,很可能是因为嗅觉占用了有限的认知资源,嗅觉引发的唤醒与人的食欲产生竞争。食欲和烟瘾也可以看作是一种唤醒,根据动机的唤醒理论,只有达到足够的唤醒才会形成动机。当原本用于形成足够唤醒的认知资源被嗅觉占用时,受试者的动机也相应减弱。值得注意的是,上述的研究使用的都是与食物和香烟无关的气味,如果采用食物或香烟的气味,结果就很有可能将竞争变为促进。日常生活中,我们都不希望长时间处在有异味的环境中。如果不得不停留在有异味的环境中,此时与处在无气味环境相比,时间流逝仿佛减慢。研究发现,不同的气味会影响个体的时间知觉。研究者让受试者估计呈现厌恶气味的时长,气味呈现时长分为长 2 000 ms 和短 400 ms。结果发现,受试者会将短时长的厌恶气味估计得更短,而将长时间的厌恶刺激估计得更长(Millot et al., 2016)。这可能是因为在接触到厌恶的嗅觉刺激时个体会本能地回避,个体需要占用认知资源抑制回避的冲动,从而导致对气味时长的估计产生偏差。

由于嗅觉的解剖结构决定嗅觉刺激可以直接影响情绪,而情绪则会干扰认知任务。在令人厌恶的气味环境中,受试者在斯特鲁普(Stroop)任务中的反应时明显缩短,但是正确率下降(Finkelmeyer et al., 2010)。Stroop 任务由美国心理学家 John Riddley Stroop 在 1935 年提出,传统的 Stroop 实验任务主要是给受试者呈现一个或多个不同颜色的单词,要求受试者尽量快又准确地说出单词的颜色。当单词本身含义与颜色不符时(如红色的"绿"字),受试者说出单词颜色的反应时要长于一致的情况(如绿色的"绿"字)。进化使人类将消极气味自动化地归属为有害气味,在消极的气味下,受试者需要通过认知资源来控制气味引起的消极情绪,使个体抑制能力受损,从而干扰到当前的认知任务。

当嗅觉占用认知资源后,个体更多地采用经验和熟悉感来完成情绪感知任务,当个体嗅觉经验与情绪效价匹配时,个体的表现更好。例如,嗅觉导致情绪上的唤起,能帮助个体更准确地识别面孔情绪:积极气味下个体对积极的面孔情绪识别准确率高;消极气味下个体对消极面孔情绪识别准确率高(Syrjanen et al., 2018)。

二、嗅觉与记忆

嗅觉通路与海马部分重合,海马是大脑中与记忆联系最为密切的结构。关于嗅觉和记忆,最为著名的当属"普鲁斯特效应(Proust effect)",法国著名小说家 Marcel Proust 在其意识流小说《追忆似水年华》中,将主人公品尝茶和蛋糕时,体验到嗅觉和味觉刺激而涌入脑海的无限回忆和思绪情节描写得惟妙惟肖。在科学研究中,研究者也发现,与其他感官相比,嗅觉可以引发出更具体、更久远的记忆,这种自传体式记忆的鲜活程度,带来的情绪体验也是其他感官无法比拟的(Ernst,2014)。根据经典的记忆理论,记忆的编码和提取都需要线索。在长时记忆里,信息呈网状结构,一系列的联结把信息串联起来,这些联结也就是提取线索,可以指引回忆特定的信息。提取的线索越多,获得的期望提取的信息效率就越高。这种无意识激活联结的方法称为启动,人们在唤醒过去的记忆,尤其是自传体记忆时,最常用的方法就是启动。而嗅觉提供了一种合适的启动,相似嗅觉刺激会引起相似的生理唤醒,成为启动线索,产生强烈的情感评价,能够使个体很容易和迅速地与其他环境刺激联系起来(Smeets et al.,2014)。因此,气味能够在意识之外影响我们的行为。例如,学者 Olsson 在1999 年的研究表明,学生在一种气味环境中学习,在相同气味环境下测验,学生的成绩会更好。

三、嗅觉与社会认知

除了上述气味促进面孔识别之外,嗅觉对社会认知和交往还体现在个体的信息素(pheromones)可以影响他人行为上。信息素——小说故事里神奇的"费洛蒙",是在同物种中传递的可以影响其他个体行为的化学物质。犁鼻器(vomeronasal organ,VNO)是哺乳动物邻近嗅觉感受器但又彼此独立的一套感觉系统,与其他嗅觉感受器检测数量巨大的化学信号不同,犁鼻器只对信息素产生响应。人类的犁鼻器非常小,是进化过程中遗留下来的,但嗅觉黏膜上存在着部分与其他物种信息素感受器相似的感受器。信息素一般以无意识的形式影响着我们的行为,尽管我们无法觉察,但同物种身上释放的化学物质(信息素)确实在影响和调节我们的行为。暴露在这些物质面前,尤其是来自异性,人或许会做出其他不由自主的反应并增强下丘脑活动。例如,长期生活在同一空间内的女性,月经周期会越来越相似;处在亲密关系中的个体,能从众体味中分辨出伴侣的体味。

嗅觉与认知的联系,有解剖通路上的基础,也有心理机制上的基础。这导致某些认知上的疾病可能在前期以嗅觉功能障碍的方式表现出来。神经退行性疾病,如阿尔茨海默病、帕金森病患者都在有明显的认知症状前就已表现出嗅觉功能的明显下降(Dahlslett et al.,2012)。在神经退行性疾病患者的病程晚期,嗅觉丧失作为一种并发症十分常见。近年来,随着嗅觉功能作为预测神经退行性疾病的作用逐渐得到证实,嗅觉正从"边缘地位"到逐渐受到重视。

第二节　嗅觉与阿尔茨海默病相关脑区的关系

慢性神经衰退疾病起病缓慢或隐匿，有较长潜伏期，患者从患病到表现出明显的临床症状往往经历几年甚至十几年的潜伏期。在众多的神经退行性疾病中，阿尔茨海默病危害较大、患病人群多、患病人群风险较高。阿尔茨海默病多见于 70 岁以上老年人（男性平均 73 岁，女性平均 75 岁），女性较男性多（约为 3：1），主要表现为认知功能下降、精神症状和行为障碍、日常生活活动能力的逐渐下降。

虽然阿尔茨海默病在潜伏期并没有外显症状可循，但近年来，嗅觉障碍作为神经退行性疾病的早期预测因子已得到大量研究支持。Ryo 等（2017 年）对不同种神经退行性疾病患者的嗅觉功能进行了测试，分析显示，阿尔茨海默病患者的嗅觉功能明显比其他神经退行性疾病患者差。虽然正常老年人也可能出现嗅觉功能减退，但是阿尔茨海默病患者的症状更加严重，并且与疾病严重程度显著相关。

在阿尔茨海默病早期症状中，大脑的海马萎缩被认为是最具标识性的，海马的萎缩程度常被作为判断阿尔茨海默病发展的指标。此外，阿尔茨海默病患者的内嗅皮层存在神经原纤维缠结（Braak et al.，1995）。嗅觉解剖通路和嗅觉在颅内的传导通路，与情绪和记忆功能的脑区存在大量重叠，这些脑区出现异常就会影响到嗅觉功能。所以，非器质性的嗅觉功能性衰退，可能预示着个体有罹患阿尔茨海默病的风险。

本节将主要介绍嗅觉脑区和阿尔茨海默病之间的关联。

一、神经原纤维缠结和淀粉样蛋白沉积

阿尔茨海默病的病理变化可见于健康老年人，只不过是程度不同。目前，在病理学上还没有公认的定量分界线。阿尔茨海默病的病理变化有大脑皮层、海马和某些皮下神经核中存在大量老年斑，以杏仁核、基底核、蓝斑和下丘脑最多；海马和皮层中存在神经原纤维缠结，轻度阿尔茨海默病患者的神经原纤维缠结仅限于嗅皮层。随着病情的发展依次在海马、新皮层和皮层下神经核出现神经原纤维缠结和 β-淀粉样蛋白。同时，患者大脑的重量减轻和体积缩小，杏仁核、海马和海马旁回的体积可选择性缩小，脑室的下角代偿性增大。

与正常衰老相比，阿尔茨海默病的神经原纤维缠结和老年斑数量显著增多，分布广泛。但神经原纤维缠结和老年斑并不是随机分布的，而是与解剖结构有着密切的关系，神经原纤维缠结的分布尤其如此。与内嗅皮层有密切联络的脑

区受累最严重,与内嗅皮层联系就较少的原始性感觉和原始性运动性皮质受累较轻。由于原始性嗅皮层如嗅皮层在解剖上与内嗅皮层关系紧密,故也严重受累。

神经原纤维缠结和老年斑在嗅觉相关脑区最为严重,至少在最初阶段嗅皮层受累最重,其次是内嗅皮层,而后是杏仁核和杏仁核周围皮层,前嗅核受累最小,虽然前嗅核最常受影响(Pearson,1996)。针对为什么最初病变的区域出现在上述区域,研究者提出了很多假设。大多研究认为,由于大脑出现神经原纤维缠结和老年斑,累及嗅皮层,即大脑病变在前为因,嗅觉脑区病变在后为果。有研究者从另一个角度讨论了因果倒置的可能性,即由于嗅觉脑区的首先病变而累及大脑的其他区域。

二、神经细胞黏附分子在嗅脑异常表达

神经细胞黏附分子(neural cell adhesion molecule,NCAM)是一种介导细胞黏着的因子,在发育过程中 NCAM 的一个异构体 NCAM-180 携带 α-2、α-8多聚涎酸(polysialic acid,PSA)的异构体,产生具有带负电荷的强亲水性的 PSA-NCAM 聚合体,通过削弱细胞间的连接,参与诸如细胞迁移、轴突生长及突触的重塑。随着发育的进行,携带 PSA 的 NCAM 数量会减少,然后在成年脑区包括嗅球、海马及松果体内表达,保持突触可塑性。但阿尔茨海默病患者 NCAM 在海马某些区域和嗅球内异常表达,导致这些区域产生病理性改变,产生神经原纤维缠结、淀粉样蛋白沉积和神经元丢失(Juan et al.,2001)。此外,对嗅觉丧失患者的 MRI 研究发现,患者部分脑区的灰质量显著减少,包括伏隔核与胼胝体下回、前扣带回和背外侧前额叶皮层及基底神经节边缘的一部分。患者的嗅皮层、岛阈、眶额皮层、海马、海马旁回甚至小脑都有萎缩的趋势,并且随着病程的增长,趋势越加明显(Bitter et al.,2010)。嗅觉缺乏患者出现灰质减少的脑区,与神经退行性疾病病变的典型区域大量重合。有研究发现,嗅觉缺乏患者患阿尔茨海默病或其他神经退行性疾病的概率比一般人更高(Ekstrom et al.,2017),这种联系在阿尔茨海默病的患者身上体现得最为明显。

三、"嗅觉载体假说"——病从鼻入

研究者们推测,阿尔茨海默病的病因或诱发性事件可以在嗅觉通路上找到。于是一种"嗅觉载体假说"被提出。流行病学的研究发现,一些病原体与神经退行性疾病存在关联,而这些病原体可以通过鼻黏膜进入大脑。鼻通路的解剖结构非常适合有害异物(如外源化合物)进入大脑。虽然一些有害异物,如病毒,也可以通过其他脑神经进入大脑,但是嗅神经(第Ⅰ对脑神经)首当其冲。构成这条神经的 600 万~1 000 万嗅觉感受器细胞的树突状节和突出的纤毛提

供了保守估计为 23 cm² 的暴露表面积。这些细胞广泛分布于吻侧鼻腔，内嵌在筛状板、鼻中隔、上鼻甲和中鼻甲的特殊神经上皮细胞中。与其他感受器细胞不同的是，这些细胞是一阶神经元，在没有突触中介的情况下可直接向大脑投射轴突。一系列的病毒已被证明能够通过嗅觉感受器细胞摄取而进入大脑，如脊髓灰质炎病毒、路易斯脑炎病毒。除病毒外，一些重金属也可以通过此通道进入大脑，如铝、汞、锌、铬。一旦进入嗅球，这些异物就会进入大脑的高级区域，通常沿着特定的神经传导线路，如金属离子（如铝离子、镉离子、金离子和锰离子等）可通过嗅觉感受器神经元细胞以超过 2 mm/h 的速度传送到大脑，随后可对整个大脑的星形胶质细胞造成损伤（Doty，2008）。此外，阿尔茨海默病和帕金森病患者的嗅觉神经纤维存在传导的错位，正常人的嗅觉神经纤维在穿过筛板后进入嗅球，并在嗅球的嗅小球上形成突触，但阿尔茨海默病、帕金森病患者存在大量的嗅神经纤维位于嗅小球以外。这种错位传导有可能将病原体或有害物质携带至其他脑区，使病情加重。

嗅觉损伤在神经退行性疾病的患者当中存在普遍性，随着病程的恶化，嗅觉功能逐步下降。由此普遍性，研究者推测可能存在一种原发神经病理物质导致了这些嗅觉功能下降。例如，前脑神经递质和神经调节回路受损，尤其是涉及胆碱能传递的神经递质和神经调节回路受损的程度，似乎与一系列神经退行性疾病的嗅觉测试分数有关（Doty，2017）。

四、路易小体和 tan 蛋白对嗅脑的损害

虽说"嗅觉载体假说"直觉上很有吸引力，但它是否能解释阿尔茨海默病的成因还有待确定。有关病理性损伤对嗅觉相关脑区的研究，研究者们取得了更大的进展。

阿尔茨海默病的一个病理标志就是患者大脑中出现大量路易小体细胞。路易小体的主要成分可能是 α-突触核蛋白。突触核蛋白家族（α-突触核蛋白、β-突触核蛋白和 γ-突触核蛋白）在神经突触的末梢大量产生，虽然它们的具体作用还不明了，但在帕金森病、阿尔茨海默病的发病中均有所涉及。研究者使用突触核蛋白的相应抗体在体外对可再生的嗅上皮细胞进行培养，与正常人对照，这些抗体在神经退行性疾病患者的嗅上皮中检测到异常营养不良的神经突触。α-突触核蛋白还是一种在中枢神经系统突触前及核周表达的可溶性蛋白质，α-突触核蛋白的功能多样，可能参与突触结构的维持、神经的可塑性、学习、记忆、发生、细胞黏附、磷酸化、细胞分化及多巴胺的摄取调控等许多方面。病理状态下的突触核蛋白容易聚集形成不溶性的纤维蛋白沉淀，最终导致多巴胺神经细胞死亡，这一机制也可能是帕金森病的病理机制。对 328 名患有帕金森病、阿尔茨海默病、痴呆的患者进行调查发现，他们的嗅球中几乎都存在路易小

体。除嗅球外,最常受影响的部位是前嗅核,其次是初级嗅皮层。路易小体在颞部比嗅皮层额部严重,而眶额皮层的累及情况则比初级嗅觉皮层轻。杏仁核周围皮层、杏仁核和内嗅皮层比海马受到的影响更为持续。嗅皮层的颞叶部分参与气味基本信息处理,如气味的识别和辨别;后眶额皮层参与编码与气味相关的愉快和厌恶的辨别;内侧眶额回在受到愉快气味刺激时被激活,而外侧眶额回在受到不愉快气味刺激时被激活。与年轻个体相比,老年个体的上述激活都较弱。这种随年龄增长而自然衰退的过程,使患者的嗅觉能力下降(Hubbard et al.,2007)。阿尔茨海默病嗅觉脑区中大量出现的路易小体表明这些脑区出现了损伤,从而导致嗅觉功能下降。

除了路易小体,大脑中的 tau 蛋白也与阿尔茨海默病有紧密关系。正常脑中 tau 蛋白的细胞功能是与微管蛋白结合促进其聚合形成微管;tau 蛋白与形成的微管结合,从而维持微管稳定性,降低微管蛋白分子的解离,并诱导微管成束。微管在维持细胞形态、细胞分裂、信号转导及物质输送等过程中起着重要作用。tau 蛋白为含磷酸基蛋白,正常成熟脑中 tau 蛋白分子含 2~3 个磷酸基,但阿尔茨海默病患者脑的 tan 蛋白由于被过度磷酸化,每分子 tau 蛋白可含 5~9 个磷酸基,并丧失正常生物功能。tau 蛋白的失活可能是导致出现淀粉样蛋白沉淀的一个重要原因。对 130 名阿尔茨海默病患者的尸体解剖发现,嗅觉系统和大脑边缘系统的 tau 蛋白病理学之间有很强的相关性(Attems et al.,2005)。动物实验采用三转基因小鼠 AD 模型(3×Tg-AD)来研究嗅觉记忆功能障碍。在食物偏好的社会传递测试中,小鼠在嗅觉记忆方面表现出严重的缺陷,总体嗅觉能力却没有明显变化。小鼠 tau 蛋白的免疫反应在嗅球的初级处理区没有观察到,而在梨状体、嗅内、眶额皮层和海马区有明显的免疫染色,这表明嗅觉信息处理存在损伤(Cassano et al.,2011)。

目前已知,阿尔茨海默病的患病机制如神经纤维缠绕、淀粉样蛋白沉淀、路易小体、tau 蛋白变性等,几乎所有的病变都会累及嗅觉相关皮层。虽然目前尚不能确定阿尔茨海默病与嗅觉功能的异常存在因果关系,但至少嗅觉功能异常和阿尔茨海默病相关是确定无疑的。嗅觉功能的异常也确实暗示了一定程度的患病风险(Dahlslett et al.,2012)。所以,在提倡老年人在进行常规的身体检查的基础上,有必要增加嗅觉功能的定期检查。一旦发现嗅觉功能异常,应该采取相应的措施,进一步进行细分检查,增强风险意识。此外,常见的嗅觉功能的检查,如心理物理法,具有简便、经济、安全和非侵入等优点。

第三节　嗅觉与帕金森病相关脑区的关系

帕金森病的具体病因还未确定,但年龄、药物、精神及遗传 4 种因素与帕金森病发病有较强的联系。有研究发现，帕金森病的直接病因是神经元的逐渐进行性死亡，特别是黑质发出轴突到尾状核和壳核的神经元，该轴突要求释放多巴胺。帕金森病患者丧失这些轴突和多巴胺递质。多巴胺能兴奋尾状核和壳核，后者兴奋的降低会引起苍白球的抑制作用减弱、丘脑的抑制增强，进而导致大脑皮层的兴奋减弱(Yin et al.，2006)。

与阿尔茨海默病相似，帕金森病患者也会出现嗅觉功能的障碍。

一、嗅脑多巴胺神经元损伤

研究者利用体视学技术(stereological techniques)发现，阿尔茨海默病、帕金森病、额颞叶痴呆患者的嗅球中，多巴胺旁球神经元细胞增加。这一变化可能体现了多巴胺旁球神经元对某些神经递质系统早期退化的补偿(Mundinano et al.，2011)。

还有研究通过使用酪氨酸羟化酶免疫组织化学(tyrosine hydroxylase immunohistochemistry)方法学研究了帕金森病患者嗅球中的多巴胺能细胞数量。定量分析显示，与年龄和性别匹配的对照组相比，帕金森病患者嗅球中酪氨酸羟化酶免疫反应神经元的总数是前者的 2 倍。多巴胺可抑制嗅小球的嗅觉传递，所以该研究认为，嗅球多巴胺能神经元的增加是帕金森病患者嗅觉减退的原因。嗅球内多巴胺的增加解释了为什么左旋多巴治疗不能改善嗅觉(Huisman et al.，2004)。

原发性帕金森病的病原体可通过鼻通路进入，从而导致嗅球中的多巴胺神经细胞减少。这种情况最初出现在嗅脑，随后才出现在基底核。这与上一节"嗅觉载体假说"不谋而合。

二、嗅球嗅皮层、杏仁核及眶额皮层也明显受累

fMRI 基于体素的形态测量在帕金森病患者中，与嗅觉相关的脑区皮层萎缩与嗅觉功能障碍显著相关，但在对照组中并未发现这一相关性。早期帕金森病患者右侧嗅皮层和中度晚期患者右侧杏仁核出现大幅萎缩。嗅觉功能与灰质体积呈正相关。这一结果首次证明帕金森病的嗅觉功能障碍与边缘和边缘皮层嗅觉功能区的萎缩有关(Wattendorf et al.，2009)。嗅皮层和眶额皮质萎缩与早期帕金森病的嗅觉功能障碍有关。随着嗅觉损害的进展，眶额皮质的萎缩变得显著(Wu et al.，2011)。嗅觉相关区域的体积测量和嗅觉功能的评估可作为帕金森病早期诊断的敏感指标。

对有可能发展为帕金森病的潜在患者进行分析，利用这些患者大脑的葡萄糖代谢能力来评价嗅觉功能，直接揭示了患者的嗅觉相关脑区存在异常，通过PET 扫描氟代脱氧葡萄糖的代谢反应，嗅觉缺失患者(未发展为帕金森病患

者)的嗅皮层,杏仁核处代谢能力减弱(Baba et al.,2011)。

与正常个体相比,帕金森病患者的嗅脑中发现了路易小体,其中初级嗅皮层、嗅皮层中路易小体分布具有差异,嗅皮层的颞部的病理情况明显比嗅皮层的额部、嗅结节或嗅内皮层的前部严重得多。眶额皮层作为次级嗅皮层,由初级嗅皮层投射,在一些样本中也受到了路易小体的影响,但总体来说,不如初级嗅皮层严重(Silveira-Moriyama et al.,2009)。

三、胆碱功能与多巴胺功能异常导致嗅觉缺陷

帕金森病患者除了多巴胺功能失调以外,乙酰胆碱能也存在缺陷,这可能是导致帕金森病患者嗅觉功能障碍的因素之一。乙酰胆碱能缺陷不仅可能是阿尔茨海默病的发病机制,也可能与帕金森病存在联系。

前脑神经递质和神经调节回路受损的程度,尤其是涉及胆碱能传递的神经递质和神经调节回路受损的程度,似乎与一系列神经退行性疾病的定量嗅觉测试分数有关。针对 PET 的研究发现,帕金森病患者在进行气味鉴别任务的表现与前脑胆碱能去神经支配之间存在正相关关系。气味鉴别分数与海马、杏仁核新皮层中的胆碱酯酶活性呈正相关;气味识别分数与纹状体单胺能活动呈正相关(Bohnen et al.,2010)。

一些观察结果支持胆碱能缺陷可能是帕金森病嗅觉功能障碍的部分原因。在帕金森病患者中,基底核(一个主要的胆碱能核)投射到与嗅觉相关的大脑区域受到严重损害。尸检报告显示,细基底核胞数量减少了 $54\% \sim 77\%$。而毒蕈碱型(M 受体)乙酰胆碱受体拮抗剂东莨菪碱会损害人的嗅探能力,说明胆碱与人体嗅觉功能有关。动物模型中全身注射一种乙酰胆碱酯酶抑制药毒扁豆碱,可以提高大鼠在乙酸戊酯环境下检测低浓度丁醇的能力(Doty,2012)。临床诊断为帕金森病时,患者的多巴胺能神经元已经大量丢失。在多巴胺能细胞丢失开始到临床帕金森病症状出现之间的这段潜伏期内,为患者制订有效的神经保护治疗策略具有重要意义。为了开发一个可行的策略来检测临床帕金森病,研究者尝试以嗅觉功能为切入点。研究者招募了嗅觉障碍和嗅觉正常的个体及其 250 名亲属(父母、兄弟姐妹或孩子),采用嗅棒测验,测量个体的嗅觉阈值、嗅觉辨别能力及嗅觉鉴别能力,得到相应的分数,并根据得分将个体分为嗅觉障碍和嗅觉正常。采用 SPECT 技术,以(123)I-β-CIT 为多巴胺转运体显像剂。对 25 例嗅觉障碍和 23 例嗅觉正常的黑质纹状体多巴胺能功能进行评估,嗅觉障碍个体中有 4 例纹状体 DAT 结合异常减少,其中 2 例患者随后出现临床帕金森病,嗅觉正常个体中没有出现纹状体 DAT 结合异常减少。通过 SPECT 显像研究,可以在无症状的潜在帕金森病患者的亲属中检测到 DAT 结合的亚临床减少。结果进一步表明,嗅觉缺陷可能先于帕金森病的临床运动

体征(Berendse et al.，2001)。

四、阿尔茨海默病和帕金森病患者表现出不同的嗅觉功能异常

帕金森病患者的嗅觉功能通常存在阈值高、辨别能力弱的缺陷，表现在OERP上即为潜伏期增长、波幅减小。于是有研究者提出，嗅觉衰退可作为帕金森病诊断的一种标志(Xiao et al.，2014)。有趣的是，虽然患者的TDI分数明显下降，表明个体嗅觉能力下降，但嗅觉刺激条件下α和θ节律并未与健康受试者有显著差异(Cozac et al.，2017)。进一步的溯源结果发现，帕金森病患者与健康个体的差异主要是晚期脑电成分，这说明中枢网络的减少是嗅觉衰退的原因之一。也解释了为什么帕金森病患者的嗅觉功能丧失过程与其他嗅觉障碍患者不一致(Iannilli et al.，2017)；中枢网络的减少导致有一部分帕金森病患者在病程的后期甚至不出现OERP(Meusel et al.，2010)。用嗅觉诱发特发性帕金森病患者的脑活动分析他们的OERP和fMRI可以发现，OERP患者和OERP缺失患者的大脑激活存在差异。OERP患者任何一侧鼻孔受到嗅觉刺激，都会激活杏仁核和海马，而OERP缺失患者只在右侧鼻孔受刺激时才出现上述激活。Guducu等对帕金森病患者和健康个体的OERP进行熵分析发现，在刺激呈现时，健康个体出现明显的熵减，但却未在帕金森病患者上发现这一现象(Guducu et al.，2015)。

阿尔茨海默病和帕金森病在潜伏期阶段均会出现嗅觉衰退，甚至一些外显症状也类似。而上述的研究表明，帕金森病患者嗅觉衰退的原理导致了其独特的OERP的特点，结合其他脑成像技术，可以将阿尔茨海默病与帕金森病在潜伏期加以区分，对于后续的干预与治疗有着重大意义。

第四节　嗅觉与其他神经退行性疾病的关系

一、嗅觉与肌萎缩侧索硬化

肌萎缩侧索硬化是一种典型的动作神经元退化疾病。它的典型表现是脊髓前角和皮层神经元之间相互作用的神经元的退化，从而导致包括球部(所谓球部，就是指的是延髓支配的这部分肌肉)、四肢、躯干、胸部腹部的肌肉逐渐无力和萎缩，因此也称为渐冻症。肌萎缩侧索硬化患者嗅觉能力受损在20世纪90年代最早被发现，研究者通过UPSIT评价肌萎缩侧索硬化患者的嗅觉辨别能力，发现肌萎缩侧索硬化患者的嗅觉辨别能力明显下降。肌萎缩侧索硬化在多大程度上影响嗅觉，这是一个具有争议的话题。Doty等采用UPSIT测量了26名患者的嗅觉鉴别能力，同时使用高分辨率MRI来量化大脑中央结构中脱

髓瘤斑块的数量。他们发现,38.5%的患者出现脱髓瘤斑块,其中重度占7.7%、中度占19.2%、轻度占11.5%。同时,他们观察到左、右侧嗅觉功能不对称或半球斑块数量不对称。UPSIT评分与额下叶和颞叶内的斑块数量呈显著负相关(Spearman $r=-0.94$),但与大脑其余部分无关(Doty et al.,2017)。

二、嗅觉与特发性震颤

特发性震颤(essential tremor,ET)与帕金森病不同,特发性震颤通常是活动中震颤,而非帕金森病的静止震颤,且无弯腰姿势、缓慢运动或蹒跚步态。与主要发生在手部的帕金森病震颤不同,特发性震颤的震颤更可能发生在腿部、手部、声音和头部。除此之外,与一般人群相比,患有特发性震颤的人未来患阿尔茨海默病和帕金森病的风险更大。大多数震颤性帕金森病患者的嗅觉功能受损,但特发性震颤患者的嗅觉功能似乎并未受到影响。研究者使用UPSIT和OERP评估了59名特发性震颤和64名以震颤为主的帕金森病患者的嗅觉功能。与帕金森病测试得分不同的是,当考虑年龄、发病年龄、性别和吸烟的影响时,特发性震颤患者的得分与对照组无明显区别。有震颤家族史的特发性震颤患者的UPSIT分数甚至明显高于对照组。且在OERP上也没有观察到特发性震颤与正常对照间的差异。因此,嗅觉测试可能有助于区分特发性震颤和以震颤为主的帕金森病,而有震颤家族史的患者可能代表一个亚群,其嗅觉功能被某种未知的机制增强。

三、嗅觉与亨廷顿病

亨廷顿病又称亨廷顿舞蹈症,通常起始于上肢的震颤和面部的抽动,尔后震颤扩展到身体其他部位,随着病情进展,患者逐渐丧失说话、行动、思考和吞咽的能力。与许多其他神经退行性疾病一样,亨廷顿病与气味识别、辨别、检测和气味记忆缺陷有关。OERP的P3成分波幅与亨廷顿病的严重程度成反比(Wetter et al.,2005)。使用扩散张量MRI研究发现,在包括岛叶、尾状核前部和内侧颞叶皮层在内的多个皮层下和皮层脑区的UPSIT分数与平均扩散率呈负相关(Delmaire et al.,2013)。

本章参考文献

ATTEMS J,LINTNER F,JELLINGER K,2005. Olfactory involvement in aging and Alzheimer's disease an autopsy study[J]. Journal of Alzheimer's Disease,7(2):149-157.

BABA T,TAKEDA A,KIKUCHI A,et al.,2011. Association of olfactory dysfunction and brain[J]. Metabolism in Parkinson's disease. Mov Disord,26(4):621-628.

BERENDSE H W,BOOIJ J,FRANCOT C M,et al.,2001. Subclinical dopaminergic dysfunction in asymptomatic Parkinson's disease patients' relatives with a decreased sense of smell[J]. Ann Neurol, 50(1): 34-41.

BITTER T, GUDZIOL H, BURMEISTER H P, et al., 2010. Anosmia leads to a loss of gray matter in cortical brain areas[J]. Chem Senses, (35): 407-415.

BOHNEN N I, MULLER M L, KOTAGAL V, et al., 2010. Olfactory dysfunction, central cholinergic integrity and cognitive impairment in Parkinson's disease[J]. Brain, 133(6): 1747-1754.

BRAAK H, BRAAK E, 1995. Staging of alzheimer's disease-related neurofibrillary changes [J]. Neurobiology of Aging, 16(3): 271-278.

BRUSÉS J L, RUTISHAUSER U, 2001. Roles, regulation, and mechanism of polysialic acid function during neural development [J]. Biochimie, 83(7): 635-643.

CASSANO T, ROMANO A, MACHEDA T, et al., 2011. Olfactory memory is impaired in a triple transgenic model of Alzheimer disease[J]. Behav Brain Res, 224(2): 408-412.

CHIU S C, HUNG H S, LIN S Z, et al., 2009. Therapeutic potential of olfactory ensheathing cells in neurodegenerative diseases [J]. J Mol Med (Berl), 87(12): 1179-1189.

COZAC V V, BIANCA A, MENORCA C, et al., 2017. Among early appearing non-motor signs of Parkinson's disease, alteration of olfaction but not electroencephalographic spectrum correlates with motor function[J]. Front Neurol, (8): 545.

DAHLSLETT S B, GOEKTAS O, SCHMIDT F, et al., 2011. Psychophysiological and electrophysiological testing of olfactory and gustatory function in patients with multiple sclerosis [J]. Eur Arch Otorhinolaryngol, 269(4): 1163-1169.

DELMAIRE C, DUMAS E M, SHARMAN M A, et al., 2013. The structural correlates of functional deficits in early huntington's disease[J]. Hum Brain Mapp, 34(9): 2141-2153.

DOTY R L, Li C, Mannon L J, et al., 1998. Olfactory dysfunction in multiple sclerosis relation to plaque load in inferior frontal and temporal lobes. Annals of the New York Academy of Sciences, (855): 781-786.

DOTY R L, Shaman P, Kimmelman C P, et al., 1984. University of Pennsylvania Smell Identification Test_ a rapid quantitative olfactory function test for the clinic[J]. The Laryngoscope, 94(1): 176-178.

DOTY R L, 2008. The olfactory vector hypothesis of neurodegenerative disease: is it viable? [J]. Ann Neurol, 63(1): 7-15.

DOTY R L, 2012. Olfaction in Parkinson's disease and related disorders[J]. Neurobiol Dis, 46(3): 527-552.

DOTY R L, 2017. Olfactory dysfunction in neurodegenerative diseases: is there a common pathological substrate? [J] The Lancet Neurology, 16(6): 478-488.

EKSTROM I, SJÖLUND M S S, NORDIN S, et al., 2017. Smell loss predicts mortality risk regardless of dementia conversion [J]. J Am Geriatr Soc, 65(6): 1238-1243.

ERNST A, 2014. Review: The proust effect: The senses as doorways to lost memories [J]. Perception, (43): 1404-1406.

FINKELMEYER A, KELLERMANN T, BUDE D, et al., 2010. Effects of aversive odour presentation on inhibitory control in the Stroop colour-word interference task[J]. BMC Neurosci, (11): 131.

GUDUCU C, TASLICA S, CAKMUR R, et al., 2015. Assessing olfactory function in Parkinson's disease via entropy analysis of chemosensory event related potentials [J]. Tohoku J Exp Med, 237(2): 111-116.

HERZ R S, 2014. The Unique Interaction between Language and Olfactory Perception and Cognition.

HUBBARD P S, ESIRIM M, READING M, et al., 2007. Alpha-synuclein pathology in the olfactory pathways of dementia patients [J]. J Anat, 211(1): 117-124.

HUISMAN, UYLINGS H B M, HOOGLAND P V, 2004. A 100% increase of dopaminergic cells in the olfactory bulb may explain hyposmia in Parkinson's disease [J]. Mov Disord, 19(6): 687-692.

HUMMEL T, NORDIN S, 2005. Olfactory disorders and their consequences for quality of life [J]. Acta Otolaryngol, 125(2): 116-121.

IANNILLI E, STEPHAN L, HUMMEL T, et al., 2017. Olfactory impairment in Parkinson's disease is a consequence of central nervous system decline[J]. J Neurol, 264 (6): 1236-1246.

JEAN-LOUIS M, LUCIE L, LAURENCE C, et al., 2016. The Influence of Odors on Time Perception [J]. Front Psychol, (7): 181.

KEMPS E, TIGGEMANNI M, 2013. Olfactory stimulation curbs food cravings [J]. Addict Behav, 38(2): 1550-1554.

MEUSEL T, WESTERMANN B, FUHR P, et al., 2010. The course of olfactory deficits in patients with Parkinson's disease—a study based on psychophysical and electrophysiological measures[J]. Neurosci Lett, (486): 166-170.

MUNDINANO I C, CABALLERO M C, ORDÓÑEZ C, et al., 2011. Increased dopaminergic cells and protein aggregates in the olfactory bulb of patients with neurodegenerative disorders[J]. Acta Neuropathol, 122(1): 61-74.

MURPHY C, MORGAN C D, GEISLER M W, et al., 2000. Olfactory event-related potentials and aging_ normative data [J]. International Journal of Psychophysiology, 36 (2): 133-145.

PEARSON R C, 1996. Cortical connections and the pathology of Alzheimer's disease [J]. Neurodegeneration, 5(4): 429-434.

SAYETTE M A, MARCHETTI M A, HERZ R S, et al., 2019. Pleasant olfactory cues can reduce cigarette craving[J]. J Abnorm Psychol, (128): 327-340.

SILVEIRA-MORIYAMA L, HOLTON J L, KINGSBURY A, et al., 2009. Regional differences in the severity of Lewy body pathology across the olfactory cortex[J].

Neurosci. Lett., (453): 77-80.

SMEETS M A M, DIJKSTERHUIS G B, 2014. Smelly primes - when olfactory primes do or do not work [J]. Front Psychol, (5): 96.

SYRJANEN E, WIENS S, FISCHER H, et al., 2018. Background odors modulate N170 ERP component and perception of emotional facial stimuli [J]. Front Psychol, (9): 1000.

WATTENDORF E, WELGE-LüSSEN A, FIEDLER K, et al., 2009. Olfactory impairment predicts brain atrophy in Parkinson's disease [J]. J Neurosci, 29(49): 15410-15413.

WETTER S, PEAVY G, JACOBSON M, et al., 2005. Olfactory and auditory event-related potentials in Huntington's disease [J]. Neuropsychology, 19(4): 428-436.

WU X, YU C S, FAN F M, et al., 2011. Correlation between progressive changes in piriform cortex and olfactory performance in early Parkinson's disease [J]. Eur Neurol, 66(2): 98-105.

XIAO Q, CHEN S, LE W, 2014. Hyposmia: a possible biomarker of Parkinson's disease [J]. Neurosci Bull, 30(1): 134-140.

YIN H, KNOWLTON B J, 2006. The role of the basal ganglia in habit formation [J]. Nat Rev Neurosci, (7): 464-476.

第四章

嗅觉作为早期预测因子的研究证据

随着全球进入老龄化社会,神经退行性疾病的发病率在逐年增长,其不可逆的特点大大加大了社会和家庭各方面的负担。值得庆幸的是,近年来研究发现嗅觉异常可能可作为神经退行疾病的潜在预警信号。有研究显示,超过90%的帕金森病患者报道有嗅觉异常,而几乎所有诊断为中度或重度阿尔茨海默病的患者,都伴有嗅觉功能障碍(Doty,2017)。其他神经退行性疾病,如肌萎缩侧索硬化和亨廷顿病患者也存在类似现象,他们的嗅觉表现与普通人存在显著差异。研究者们希望揭示这背后的机制,进而将神经退行性疾病的诊断窗口提前,以达到早发现、早治疗的目的。

那么嗅觉功能障碍是如何形成的呢? 人类的鼻黏膜中有 350 种左右的嗅觉受体,它们编码不同的化学结构,并可把化学信息转化为神经电冲动嗅觉感受神经元传出的信息汇聚到嗅球中,在这里得到时间和空间表征。然后通过嗅束投射到初级嗅皮层,初级嗅皮层包括前嗅核、嗅皮质、内侧嗅皮层、嗅结节和杏仁核。从初级嗅皮层出发,嗅觉信息几乎被传递到整个边缘系统。次级嗅皮层包括眶额皮层、岛叶、下丘脑、海马、背内侧丘脑及更多的杏仁核的子核团。这一复杂的神经网络提供了气味在摄食、情绪、自主神经反应和记忆等过程中产生作用的生理基础。嗅觉感受器位于鼻腔顶部,称为嗅黏膜,这里的嗅细胞受到某些挥发性物质的刺激会产生神经冲动,冲动沿嗅神经传入大脑皮层从而引起嗅觉。它们所处的位置不是呼吸气体流通的通路,但嗅觉感受器被鼻甲的隆起保护着。带有气味的空气只能以回旋式的气流接触到嗅感受器,所以慢性鼻炎引起的鼻甲肥厚常会影响气流接触嗅感受器,造成嗅觉功能障碍。

嗅觉功能障碍可分为嗅觉感觉功能障碍、嗅觉鉴别功能障碍、嗅觉辨别功能障碍及嗅觉记忆功能障碍 4 类。嗅觉感觉功能障碍指受试者感觉某一气味的能力下降,即人体所能感知到的某气味的最低浓度升高,反映嗅觉感知能力降低。嗅觉鉴别功能障碍指受试者在感知某气味的基础上是否能够准确识别出某种嗅素的能力下降。嗅觉辨别功能障碍指受试者感受多种气味后区别气味的能力降低,反映受试者分辨气味的能力。嗅觉记忆功能障碍是指嗅觉记忆能力下降或丧失,嗅觉记忆功能即受试者闻到某种嗅素的气味后,间隔一定时间后再辨认出所闻过的嗅素气味的能力。很多研究都通过对多项神经退行性疾病嗅觉功能的检测发现了嗅觉功能衰退的证据。

目前的数据显示，与认知能力下降相比，嗅觉异常是更好的预警信号，尤其对于从轻度认知功能损害（mild cognitive impairment，MCI）到全面的阿尔茨海默病（full-blown Alzheimer's disease）的阶段。

因为嗅觉功能的减退在多项神经退行性疾病的研究中都有所体现，对于研究者而言，或许应该考虑将"嗅觉测试"添加到大样本的神经退行性疾病的相关研究中来。此外，还可以对比嗅觉测试的结果与更深入的脑扫描和脊椎穿刺等侵入性操作得到的结果，以得到更客观的证据。

当然，嗅觉异常与神经退行性疾病的关系还需要更多更深入和全面的研究。但至少提醒我们，那些被我们忽视的线索，有时候也十分关键。

第一节　嗅觉与认知关系的行为证据及脑机制

认知是人最基本的心理过程。彭聃龄的《普通心理学》把它定义为人们获得知识或应用知识的过程，或信息加工的过程，这是人的最基本的心理过程。它包括感觉、知觉、记忆、思维、想象和语言等。人脑接受外界输入的信息，经过头脑的加工处理，转换成内在的心理活动，进而支配人的行为，这个过程就是信息加工的过程，也就是认知过程。

我们的五官中，嗅觉是最直接的。人可以辨识一万种以上不同的气味，这是7个最基本的味道感知分子在发挥作用。当嗅球接收到气味信息时，会先经过脑的边缘系统，其中包括杏仁核和海马，它们分别与情绪、记忆有关，然后到达大脑皮层。嗅觉的传导机制是独特的，这决定了它会跟很多认知过程有所联系和交互。

嗅觉和认知有着密不可分的关系。解剖结构上，嗅觉激活的脑区与情绪、记忆和语言都有所重叠。行为表现上，不同的嗅觉气味对感知觉、记忆、思维、语言等认知成分的影响也有所差异。神经机制表现上，研究人员利用EEG或ERP技术发现了嗅觉与认知过程有很多交互影响的神经机制。嗅觉功能异常会影响进食、情绪等，从而造成患者社会功能损害与生活质量的下降（Pinto et al.，2014）。嗅觉功能异常提示嗅觉系统病理改变及相关认知功能损伤，且与阴性症状严重程度可能存在相关性（Urban-Kowalczyk et al.，2017）。

因此，我们应该意识到嗅觉的重要性，它与认知的关系使我们生活的很多方面都应注意它可能给我们带来的潜在影响和它所起到的重要警示作用。

一、嗅觉和其他感知觉

（一）嗅觉和视觉

嗅觉和视觉同为感觉，并且是我们生活中必不可少的感觉。生活中我们难免需要多感官通道的共同工作来识别和理解环境，也常用到嗅视交互来感受信息。例如，我们看到一位美丽动人的女子，她不仅拥有美丽的相貌，如果还散发着好闻的体香，那我们对她的好感会增加更多。生活中的例子举不胜举，那么嗅觉和视觉还有什么其他的关联呢？

早先许多有趣的研究致力于发掘客体的视觉特征。例如，颜色、形状等如何影响乃至改变我们对气味的探测、分辨、再认、记忆等能力（Dematte et al.，2009；Frank et al.，2011）。这些研究结果普遍显示，视觉与嗅觉信息一致对于相应气味的感知能力的提高是非常有效的，并且在嗅觉与视觉信息整合中，视觉成分往往占据主导地位。

然而，当视觉信息模棱两可时，气味就可以主导视觉感知。普通心理学里有一个基本概念，为双眼竞争，指的是当两只眼睛看到截然不同的客体时，受试者知觉到的并非两个客体的重叠，而是这两个客体的交替。双眼竞争导致我们视觉上出现模棱两可的感觉，而嗅觉则在这时会对视觉产生影响。例如，有研究在受试者左眼呈现白板笔的图，在右眼呈现玫瑰图，受试者此时即出现双眼竞争。但是，在他闻到玫瑰的气味的时候，他便在更长的时间内看到的是玫瑰的图片，反之亦然。这充分表明图像在视觉加工系统中的权重受到了嗅觉输入的调控（Zhou et al.，2010）。

有研究发现，在视觉注意中，嗅觉同样可以引导视觉，吸引视觉注意力，将视觉注意引向通常具有该气味的物体上。周雯曾在2013年做过一项研究，研究采用两种被大家广泛接受的实验范式——点探测任务和视觉搜索任务，结果发现，嗅觉信息可以反射性地引导视觉注意，使其投向与气味相一致的物体上，进而有助于对该物体的搜索。这一效应与观察者的主观控制无关甚至可以抵消自上而下产生的注意偏向。其中点探测任务的每个试次中，受试者首先看到同时呈现在中央注视点左右两侧的玫瑰和柠檬图片，随后在刚才出现玫瑰或者柠檬图片的位置上会闪现一个光栅，此时要求受试者按键判断光栅的朝向，并在实验过程中呈现玫瑰或者柠檬的气味。结果发现，受试者往往能更准确地判断与气味相一致的图片那侧出现的光栅的朝向，出现了注意偏向。

Chen等人之后又利用视觉搜索任务继续探究该效应的发生机制。实验需要受试者在保证较高正确率的前提下，又快又准地按键确认同时呈现的一系列物体中是否存在香蕉。实验结果发现，与任务同时呈现香蕉气味时比出现玫瑰气味，受试者更能在短时间内做出正确反应（Chen et al.，2013）。

嗅觉信息还可以调控视觉时间加工。嗅觉的采样受制于呼吸，相较之下非常缓慢，一般仅为约 0.5 Hz。但在视觉中会出现闪光融合，指的是人们一般能看清频率在 20 Hz 以下的不同颜色色块的交替闪烁，当闪烁频率加快后知觉就会渐变为一个稳定的融合的色块的现象。周雯在 2017 年研究了时间精度粗糙的气味信息是否会影响视知觉采样率，进而研究气味是否会改变人们对视觉客体的时间体验(Zhou et al.，2018)。

实验中，受试者观看先后呈现的两个快速闪烁的红绿刺激序列，其中一个序列包含苹果或者香蕉的图形，交替闪烁的刺激图形配色相反；另一个则为相应的颜色块(图 4-1A)。受试者判断在哪个序列中可以看到物体图形。当闪烁频率在受试者的阈限附近时，受试者只能在部分试次中看到图形，而在其他试次中，看到的是融合的橙色块。在完成视觉任务的同时，受试者闻取类似苹果或者香蕉的气味。实验结果显示(图 4-1B)，嗅觉信息可以提高一致(相对于不一致)的图形在阈限附近闪烁时的可视度，提高受试者的判断成绩，并提升相应的闪光融合阈限。这项研究清楚地表明，嗅觉信息可以在客体表征一致性的基础上调节视觉的采样和主观时间知觉，从而为我们了解更多感知觉通道信息交互整合的时间机制及其神经基础提供了新的参考。

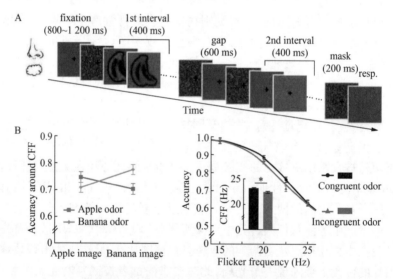

图 4-1　A. 物体探测任务示意图；B. 闪光融合阈限附近受试者的成绩(左)及拟合的心理物理曲线和估计的闪光融合阈限(右)

资料来源：Zhou B, Feng G, Chen W, et al.，2018. Olfaction Warps Visual Time Perception. Cereb Cortex, 28(5)：1718-1728.

但是上述所说的嗅-视感觉信息整合的现象，主要发生在自下而上的感知觉表征层面，并不受主观意愿或者语义等意识层面的影响。它难以被受试者观察到,因此受试者也不会去刻意控制,结果往往能反映下意识的真实反应。但是,对于其背后的神经机制目前研究不多,然而研究者指向颞叶这一与物体表征紧密相关的脑区可能与这一现象有关,这需要我们进一步应用各种技术手段来探索其中的内部机制。

气味不仅有非生物的气味来调节情绪状态,也经常通过生物气味,也就是"体味"来传递情绪信息。例如,人体在恐惧时分泌的汗液,就携带着恐惧情绪的信息。有研究发现,受试者在闻到恐惧性汗液下判断面孔表情时,会更容易将中性的面孔觉知为带有恐怖表情的面孔(Zhou et al.,2010),并且对他们认为是带有恐惧表情的面孔的反应更准确。而焦虑性汗液能够抵消阈下积极面部表情所携带的正性情绪特性,以及其本应产生的情绪启动效应,并增强惊跳反射。

(二)嗅觉和味觉

味觉(gustation)是指食物在人的口腔内对味觉器官化学感受系统的刺激并产生的一种感觉。与味觉最紧密相关的感觉就是嗅觉。嗅觉和味觉的联系主要表现在饮食上。食物的选择和摄入是由感官和代谢过程决定的。味觉和嗅觉在选择和摄入的感官效果中起关键作用。虽然大多数人们认为味觉是主导味道知觉的感官,但是众多研究事实表明,食物中高达80%~90%的味道来自鼻后通路的嗅觉体验。而味道知觉可以说是日常生活中最为综合性的多感觉整合过程,它主要基于嗅觉与味觉,同时还会受到口腔内的触觉、运动觉甚至视觉、听觉等多种感觉通道的影响(Spence,2015)。

嗅觉在饮食行为中起着重要的启动作用。有研究已经证明,气味暴露(正鼻)会引起对暗示食物的食欲。例如,香蕉的气味暴露后,暗示的食物是香蕉,那么随后对香蕉的具体食欲增加最多。另外,味觉作为一种宏观营养感知系统,在消耗过程中有明确的作用。我们感知到的味道主要是来自鼻和口(鼻后)的嗅觉和味觉的组合。利用好嗅觉和味觉结合的相关知识,有可能引导人们的饮食行为及食品的发展,最终使我们达到减肥的目的。我们吃什么和吃多少是由感觉和代谢过程决定的,而化学感官,即嗅觉和味觉,对食物选择和摄入量起关键作用。它们从感性的角度紧密地联系在一起。当我们吃东西或喝东西时,这种关系在日常的语言中也变得清晰起来,消费者在提到味道时,指的是可能来自嗅觉的信号,如巧克力、草莓的味道。

嗅觉与味觉长期协同出现,就会发生信息整合(陈炜等,2017)。味觉可以影响嗅觉体验。例如,人们经常会觉得樱桃的味道有点甜,而柠檬的味道是酸的。并且,人在咀嚼薄荷口香糖时,糖分在舌头的释放,人们因此对薄荷气味的浓度感觉发生变化,也反映出信息整合的效应。相反,气味刺激也可以调节味觉感知过程。有研究让人们在饮用蔗糖和柠檬酸溶液的时候闻到焦糖的气味，结果发现，人们会感到蔗糖溶液更甜，而柠檬酸也没那么酸了，但是，如果闻到当归油的气味，则会显著抑制人们对蔗糖溶液的甜味评价。

嗅觉和味觉信息整合的生理机制，味觉刺激首先激活舌区的初级味觉中心，再经由脑干的孤束核、下丘脑，将信息传递至体感丘脑的味觉区和岛叶；随后咀嚼过程所释放的食物分子通过鼻后通路，逐步诱发初级嗅皮层、海马及眶额皮层等区域的活动。而个体对食物产生种种动机、渴求及情绪反应，对味道产生更多意识，这都主要发生在眶额皮层、语言区和杏仁核，尤其是眶额皮层。作为多感官信息的汇聚地，眶额皮层主要负责调节和规划摄食活动；而下丘脑、海马与边缘系统的其他区域则共同影响着个体摄食活动的无意识加工过程。

嗅觉和味觉的作用在饮食上是不完全相同的，但它们的结合可以帮助我们更好地研究人类饮食的模式，同时需要更多的研究来更好地理解潜在的和相互作用的机制，以便最终能够引导人们朝着更好的饮食模式前进。如果我们理解嗅觉信号是如何和在何种情况下导致食物摄入的，以及它是如何影响味觉的，那么其实际意义就在于使用气味引导超重的人吃更健康的食物，或增强营养不良的老年人或患者的食欲。

二、嗅觉和空间记忆

有观点认为，动物起初进化出嗅觉是作为导航帮助它们在环境中活动。目前已有证据表明，嗅觉识别可能与空间记忆力存在关联——空间记忆力指在某个环境中找出不同地标之间关系并构建认知地图的能力。不过，这些证据尚未得到直接验证。《自然—通讯》近日发表的一项研究"An intrinsic association between olfactoryidentification and spatial memory in humans"指出，人类的嗅觉可能与空间记忆力存在关联，且受到同一个脑区的控制（Dahmani et al., 2018）。

Veronique Bohbot 及同事（2018 年）试图寻找能证明嗅觉识别与空间记忆互相关联的直接证据，以及如果关联存在，两者是否共用一个脑区。作者对 57 名志愿者进行了测试，行为结果显示，那些在不同气味识别测试中表现较好的受试者在"寻路"任务中的表现也更出色（"寻路"任务是指受试者需要在一个虚拟小镇的不同地标之间通过嗅觉进行导航）。

MRI 数据显示，左侧内侧眶额皮层的厚度及大脑右侧海马体积增加会提升空间记忆任务的表现，这表明了气味识别和空间导航能力可能是由同一个脑区控制的。补充实验同样也支持了前面实验的结论，其选用 9 名曾受过脑损伤的受试者，发现内侧眶额皮层受损的患者在嗅觉识别和空间记忆的任务中表现不佳;相比之下,另外 9 名同样受过脑损伤,但并未伤及内侧眶额皮层的患者却表现良好。这都证明了研究者的观点,即嗅觉识别与空间记忆相互关联,且在左侧内侧眶额皮层内有所重合。今后还需要对嗅觉识别和空间记忆之间的关系进行进一步的探讨和实证研究,探索嗅觉的空间记忆辨别能力。

三、嗅觉和思维

思维最初是人脑借助语言对事物的概括和间接的反应过程。思维以感知为基础又超越感知的界限。通常意义上的思维,涉及所有的认知或智力活动。它探索与发现事物的内部本质联系和规律性,是认识过程的高级阶段。

思维的分类除了逻辑思维之外,还有形象思维、顿悟思维等形式。逻辑思维也称抽象思维,形象思维也称具象思维,顿悟思维也称灵感思维。

关于嗅觉气味可能对思维产生的影响,目前已有的研究很少。但是通过已有的大量关于嗅觉刺激会对注意等认知活动产生影响,而思维又与这些认知活动息息相关,那么也可以推测嗅觉信息或许对思维活动也能产生或积极或消极的影响。例如,研究发现刺激性的气味会诱发更聚焦的注意状态,而令人放松的气味可以诱发更弥散的注意状态。创造力的联系性加工理论表示,发散性思维是通过整合不同方向和途径搜索的信息而形成大量独特的新想法,它需要重新联结、整合新信息和旧有信息。弥散的注意状态可能促进个体进行积极搜索,获得大量潜在的信息并对其进行加工。那么是否放松性的气味能更好地促进个体对信息进行更好地整合和加工呢?

华东师范大学何雨函的一项研究探索了薄荷、薰衣草和空气 3 种不同气味背景对受试者情绪、发散性思维(现实情境问题)、执行功能和联想能力的影响。结果显示,薄荷气味具有促进发散性思维作用,可提高个体的情绪愉悦度、唤醒度,但却降低了认知转换能力的表现,证明了嗅觉刺激可以影响发散性思维。之后同时做的实验记录了受试者完成发散性思维任务时的行为表现和脑电活动。行为结果显示,嗅觉刺激对发散性思维表现的主效应不显著。脑电结果显示,完成发散性思维任务时,在前额和顶叶区域的 α 频段(8~10 Hz)的事件相关同步(event-related synchronization,ERS)值上嗅觉刺激主效应显著,个体在薄荷和薰衣草条件下的 ERS 值均显著高于空气条件下的 ERS 值。此外,薄荷和空气条件下前额叶的 ERS 值和发散性思维的流畅性、灵活性显著呈正相关。在发散性思维过程中,α 波在额叶的 ERS 值表征了自上而下的认知控制,顶叶的 ERS 值表征了远距离语义信息的联结和整合,这表明薄荷和薰衣草气味可能提升了个体的自上而下的控制及远距离语义激活扩散从而对发散性思维产生影响(何雨函,2019)。

四、嗅觉和认知功能损害

随着年龄的增长,我们的嗅觉能力可能出现问题(称为"嗅觉障碍")。老年人可能无法识别一种气味或将一种气味与另一种区分开来,甚至无法察觉气味。气味识别困难在患有神经退行性疾病的患者身上很常见,而轻度认知功能损害被认为是正常衰老和阿尔茨海默病之间的过渡状态,轻度认知功能损害患者同样可出现嗅觉功能的衰退。

轻度认知功能损害是指有轻度的记忆和认知的损害,尚未达到痴呆状态,这些损害又不能被任何已知的医学和精神方面的原因解释,因此被认为是正常衰老和阿尔茨海默病之间的过渡状态。轻度认知功能损害向阿尔茨海默病的转化率明显高于普通衰老人群。阿尔茨海默病的病理变化如神经元丢失、神经原纤维缠结等最早见于内嗅皮层,并逐渐扩展至海马及其周围结构(von Gunten et al.,2006),海马、内嗅皮层是阿尔茨海默病患者脑结构中明显易损区。有研究表明,阿尔茨海默病早期即可发生嗅觉障碍,嗅觉障碍甚至可发生于认知功能障碍之前。

在没有已知医学原因的情况下,嗅觉受损可能是认知能力下降的一个预测因素。据估计,在 5 年内,辨别普通气味有困难的老年人患痴呆症的概率是那些没有明显嗅觉丧失的人的 2 倍。嗅觉确实和轻度认知功能损害有着密切的联系。

(一)嗅觉与认知功能损害有关的行为证据

嗅觉障碍对预测轻度认知功能损害向阿尔茨海默病转化有一定价值,Conti 等对 88 位轻度认知功能损害受试者进行嗅觉功能检测发现,60%的轻度认知功能损害患者有嗅觉障碍,这部分患者在 2 年随访中有 47%进展为阿尔茨海默病,而嗅觉功能正常的轻度认知功能损害患者仅有 11%进展为阿尔茨海默病。由于阿尔茨海默病患者在出现具有临床意义的认知功能障碍之前,其嗅觉系统损害已存在较长时间,嗅觉 fMRI 对阿尔茨海默病嗅觉功能评估具有较高的敏感性,可更早地反映相应脑区的病理改变,为阿尔茨海默病的早期诊断提供重要信息。

由于嗅觉的重要性,长期以来人们一直在研究它与认知的联系。有研究指出,轻度认知功能损害患者存在嗅觉恶化,且表现强烈(Roalf et al.,2017)。并且,基线嗅觉功能障碍预示了多年后认知障碍的发展(Wilson et al.,2006)。例如,Schubert 等(2008 年)发现,基线嗅觉障碍与 5 年认知能力下降的发生率密切相关。来自病理报告的证据也有力地支持这一观点。众所周知,精神分裂症患者的嗅觉缺陷明显超过健康对照组;除了少数例外,这些患者的气味识别能力较差(Goudsmit et al.,2003),具有更高的检测阈值(Ugur et al.,2005)及较低的辨别得分（Rupp et al.，2005）。Rahayel 等（2012 年）的一项 Meta 分析得出了类似的结论，他们通过一系列嗅觉测试发现，阿尔茨海默病或帕金森病患者的嗅觉功能严重受损。

气味鉴别障碍是阿尔茨海默病的特征，并预测了临床和社区样本从轻度认知功能损害到阿尔茨海默病的临床转变。流行病学数据表明，在认知完好的老年人中，气味识别能力的损伤预示着认知能力的下降，而情景性言语记忆损伤并不预示着认知能力的下降。气味识别障碍也被证明可以预测老年人的死亡率，随着气味识别障碍严重程度的增加，死亡风险也会增加。气味识别能力的标准化测试已广泛应用，并可能为提高老年人认知功能减退、阿尔茨海默病和死亡率的诊断和预测准确性提供有用的工具（Devanand，2016）。

越来越多的证据表明，气味鉴别缺陷与认知能力下降有关，包括从正常认知能力向轻度认知功能损害的过渡（Wilson et al.，2006；Devanand，2016）。一项对曼哈顿北部 1 037 名平均年龄为 80 岁的老年人进行了 2～7 年的多种族社区群体的跟踪研究结果表明，气味鉴别障碍在预测认知能力下降方面优于言语情景记忆缺陷（Devanand，2016）。其他流行病学数据也表明，气味鉴别缺陷与未来认知能力下降有关（Schubert et al.，2008）。因此，嗅觉障碍可作为阿尔茨海默病的早期预测因子，建议作为临床检测的一部分。

进一步的研究发现气味鉴别障碍反映了大脑区域的损伤，这些区域直接或间接接收来自嗅球的神经元投射，包括嗅皮层、杏仁核、海马和内嗅皮层及眼窝前额皮层。当闻到气味时，由几个边缘区域调节的气味记忆和气味命名共同促成了气味鉴别的最终整合过程，这可能涉及眼窝前额皮层和其他额叶区域（Devanand，2016）。

另外，认知同样也可能反过来影响嗅觉功能。一项研究招募了 170 名男性和女性接受嗅觉敏感度、辨别能力和辨别能力的评估，并接受了一系列认知测试，包括执行功能、语义记忆和情景记忆的测试。层次回归分析显示，执行功能和语义记忆的熟练程度对气味辨别和辨别能力有显著影响，对气味阈值没有影响。这可能是因为嗅觉辨别和鉴别属于高阶嗅觉任务，需要语言和记忆的参与，所以受认知影响较大。

国内研究使用 UPSIT 来探索健康对照组、轻度认知功能损害组及阿尔茨海默病组的嗅觉鉴别功能，以及它们在不同认知障碍水平的特点。结果发现，随着认知功能损害程度加重，嗅觉鉴别功能也显著下降；且嗅觉鉴别功能与记忆功能测验及执行功能测验评分均呈显著正相关（姜兆彩，2019）。因此，我们可以发现嗅觉功能表现与很多认知表现密切相关，嗅觉衰退的人群有很大可能有认知功能损害。

疾病的治疗原则其中之一是尽早发现，尽早诊断。对于嗅觉障碍在轻度认知功能损害的退行性疾病发生的时间，多项纵向研究证明，嗅觉功能障碍可能很早就发生了，它会先于典型的临床帕金森病运动体征几年，甚至可以被认为是帕金森病患者的第一个症状。因此，对于日常生活中嗅觉能力的变化，我们要敏感地注意到，这极有可能是轻度认知功能损害的预兆，需要引起重视并且及时到医院进行诊断和检查。同时，研究人员也可以利用嗅觉衰退这一易观察到又敏感的指标，看是否能通过改善患有认知障碍的神经退行性疾病患者的嗅觉功能，从而达到改善认知的目的，帮助患者延缓认知衰退，减轻疾病痛苦。

（二）嗅觉与认知功能损害有关的神经机制证据

轻度认知功能损害是正常衰老到老年痴呆的过渡阶段，在此阶段，患者会出现一系列的认知功能损害症状，在行为上，我们观察到了出现认知功能损害的老人在嗅觉功能上也出现了损伤，那么了解嗅觉障碍对预测轻度认知功能损害向阿尔茨海默病转化有一定价值。因此，我们还应该关注与其有联系的更多脑机制证据。

一方面，嗅觉功能和认知之间的这种强烈联系可能是由嗅觉和认知神经解剖基质的部分重叠来解释的。人类嗅觉系统相关的主要大脑区域也参与认知过程。例如，海马对记忆至关重要（Squire et al.，2003），眶额皮层与复杂、高级认知能力及心理理论有关，这个大脑区域的缺陷可导致患者经常说不合适的事情、不当地分析社交场合。另一方面，轻度认知功能损害患者的嗅觉相关脑区机构也有所改变。轻度认知功能损害存在海马、内嗅皮层的改变和一定程度的嗅觉障碍。轻度认知功能损害患者与认知功能正常人相比，内嗅皮层体积和海马体积均明显萎缩，轻度认知功能损害患者的嗅觉阈限高于认知功能正常的人。海马体积与内嗅皮层体积、记忆能力及嗅觉识别阈值显著相关：内嗅皮层体积与记忆能力呈正相关，与嗅觉识别阈值呈负相关；记忆能力与嗅觉识别阈值呈显著负相关，并且不受年龄、受教育程度的影响（鲍娟等，2010）。

利用MRI，并用3D-sMRI序列手工勾画出内嗅皮层以进行体积评估时，研究者发现内嗅皮层体积在不同认知功能损害水平上差异显著。通过分析健康对照组、轻度认知功能损害组及阿尔茨海默病组内嗅皮层的体积变化及其与神经心理学测评分数的相关性，来探索内嗅皮层体积在不同认知功能损害水平的特点，结果发现，内嗅皮层体积是一项判断认知功能损害程度的敏感指标，随着认知功能损害程度加重，内嗅皮层体积的萎缩更加明显。内嗅皮层体积与记忆功能测验及执行功能测验评分均具有正相关性。内嗅皮层体积对轻度认知功能损害的早期识别诊断具有较好的一致性，两者可为轻度认知功能损害的早期识别诊断提供依据（姜兆彩，2019）。

第二节　嗅觉与阿尔茨海默病相关的行为证据及脑机制

一、阿尔茨海默病与嗅觉的关系

阿尔茨海默病作为常见的神经退行性疾病,如何寻找新的快捷有效的诊断方法以便及早发现痴呆症状对老年痴呆的康复治疗是极为重要的。在最近三四十年的研究中,大量研究发现老年人中嗅觉障碍与阿尔茨海默病有着密切的联系。随着年龄的增大,人的嗅觉功能会逐渐衰退,但是仍可保持在较平均的水平。但是,阿尔茨海默病作为危害老年人晚年生活的"健康杀手",患病人群的嗅觉功能却较正常老年人有较大的损伤。不管是国外还是国内,都对阿尔茨海默病的嗅觉衰退做了大量的研究,发现了阿尔茨海默病患者的嗅觉功能或多或少都有不同程度损伤,严重影响了患者日常生活中对气味的判断和辨别。而嗅觉障碍的出现要显著早于典型的阿尔茨海默病症状(痴呆、记忆力丧失、智力下降等)。通过嗅觉功能的检查对老年性痴呆进行早期筛查和监测可为阿尔茨海默病的早期诊断和治疗提供新的研究方向,对于病症的风险评估有着较高的参考价值。

二、嗅觉与阿尔茨海默病相关的行为证据

(一) 阿尔茨海默病的嗅觉功能减退

阿尔茨海默病伴有严重的嗅觉功能减退。对于其病理改变,Josephs 和 Dickson(2016 年)指出,阿尔茨海默病的病理改变最早累及嗅球、杏仁核和内嗅皮层,随后向海马、新皮层扩散,从而逐渐出现临床症状。当研究者还未深层次研究阿尔茨海默病患者的嗅觉障碍的病理机制和脑区改变时,最容易被观察到的其实是生活中阿尔茨海默病患者嗅觉能力的减退的一些外显的行为表现。

从 20 世纪 80 年代开始就不断有报道,阿尔茨海默病患者普遍存在嗅觉障碍。这不仅发生在病症的早期,而且随着病程进展逐渐加重,包括嗅觉阈值障碍、嗅觉辨别能力减退、嗅觉鉴别能力减退及嗅觉记忆障碍。自从 Nordin 等在 1997 年发现嗅觉障碍的程度与痴呆严重度成正比后,阿尔茨海默病患者的嗅觉障碍引起了研究者和医务工作者的广泛关注。

嗅觉障碍是阿尔茨海默病非常常见的早期症状,并较正常老年人表现更严重,随病情进行性进展。阿尔茨海默病的嗅觉障碍表现在嗅觉辨别能力、鉴别能力和阈值功能的异常,尤以嗅觉鉴别障碍表现突出,其与阿尔茨海默病的认知功能和病情进展有关,临床可用于该病严重程度的评估,有可能纳入阿尔茨

海默病的诊断标准。另外，Fusetti 等 2010 年的研究显示，在阿尔茨海默病患者中出现的嗅觉功能障碍多为嗅觉鉴别或辨别障碍，而仅有少部分患者表现为嗅觉感觉障碍。其可能原因是阿尔茨海默病患者多伴有包括嗅觉记忆在内的记忆力下降，导致患者无法识别和辨别不同嗅素之间的差异，而嗅觉感觉能力相对保留。也有国内研究者对嗅觉障碍和阿尔茨海默病的相关表现进行了一些研究。研究人员在我国新疆地区测量嗅觉障碍与新疆阿尔茨海默病的相关性时发现，嗅觉障碍与新疆阿尔茨海默病患者有一定相关性，阿尔茨海默病患者伴嗅觉障碍的发生率明显增高；阿尔茨海默病嗅觉障碍主要表现为嗅觉阈值、嗅觉辨别能力及嗅觉鉴别能力下降。并且，阿尔茨海默病伴嗅觉障碍患者简易精神状态检查（mini mental status examination，MMSE）、蒙特利尔认知评估（Montreal cognitive assessment，MoCA）量表等的评分均明显降低，并与嗅觉阈值、鉴别、辨别及三者总评分呈正相关；随着认知功能的下降，嗅觉功能呈下降趋势（张玉洁，2019）。

（二）不同类型和程度的阿尔茨海默病嗅觉功能的表现

不同类型和程度的阿尔茨海默病患者也有着不同类型和程度的嗅觉功能障碍。Li 等对早发型和晚发型的阿尔茨海默病患者进行嗅觉检测发现，早发型阿尔茨海默病患者的嗅觉障碍主要是嗅觉感觉障碍，表现在嗅觉阈值的升高，而晚发型阿尔茨海默病的嗅觉障碍主要表现为嗅觉鉴别和辨别障碍。

（三）*ApoE ε4* 等位基因与阿尔茨海默病嗅觉功能表现

有一些人可能是患有阿尔茨海默病的高危人群，如 *ApoE* 基因是公认的散发性阿尔茨海默病的遗传危险因素，Michaelson 于 2014 年发现 *ApoE ε4* 等位基因携带者是散发性阿尔茨海默病最明确的高危人群，他们同样也有一定程度的嗅觉功能障碍。

ApoE 是一种重要的血浆脂蛋白，不仅参与脂蛋白的转运和代谢，还与多种疾病的发生、发展相关。人类主要有 3 种 ApoE 形式（ApoE2、ApoE3、ApoE4），分别由 3 个等位基因（*ApoE2、ApoE3、ApoE4*）在 19 号染色体的单一位点产生。*ApoE* 的 ε4 型被认为与神经原纤维缠结中的 tau 蛋白或者 MAP2 蛋白和老年斑中的 β-淀粉样蛋白有关。因此，带有 *ApoE4* 等位基因的基因型是家族性阿尔茨海默病的一个危险因素。

ApoE ε4 等位基因与嗅觉组织和表现也有密切的关系。尸检研究中，Yamagishi 等检测到了在嗅黏膜中 ApoE 的水平。Yamagishi 等在对阿尔茨海默病患者做尸检研究时发现他们鼻黏膜中 ApoE 的水平要显著高于健康人。

Koss 等在 1988 年对轻度认知功能损害患者和认知功能正常的老年人进行嗅觉功能检查及 $ApoE$ 基因型检查发现，携带 $ApoE$ $\varepsilon4$ 等位基因的患者与不携带该等位基因者相比，嗅觉鉴别功能明显降低。

　　阿尔茨海默病患者嗅觉敏感的退化使通过检测嗅觉来初步诊断患病的风险成为可能。这意味着相对于目前诊断阿尔茨海默病时正在使用的、花费较多的脑脊液测试，一个简单的嗅觉测试就可以给我们提供疾病发展进程的信息。但是，不仅阿尔茨海默病可以引起嗅觉损伤，其他的一些疾病也会引起嗅觉失灵，所以嗅觉测试不能完全替代脑脊液测试。但嗅觉的缺失或障碍却仍能作为阿尔茨海默病的典型症状为我们预测从而预防疾病提供了更直观又有效的途径。

三、嗅觉与阿尔茨海默病相关的脑机制

　　阿尔茨海默病伴有明显的嗅觉障碍，在生活中也表现得异常明显，严重影响患者在生活中判断和辨别外界信息的能力。而对于阿尔茨海默病的病变引起外在嗅觉行为的减退，究其根本，这种变化主要源于在生理、神经上产生巨大的变化。

　　阿尔茨海默病发病起病隐匿，且呈慢性进行性发展，其发病机制尚未阐明。并且目前针对阿尔茨海默病患者的嗅觉系统病变机制也仍未确定。有研究报道，其可能与患者神经元缺失或是淀粉样蛋白沉积等原因有关，这些病理因素损伤了嗅觉系统的神经传导通路，从而导致了退行性病变（路书彦等，2015）。阿尔茨海默病所影响的大脑区域与嗅觉传导的神经通路存在大面积重叠，这可能是嗅觉障碍与阿尔茨海默病高度相关的原因。另外可能的原因是，阿尔茨海默病患者嗅觉系统中出现由 β-淀粉样蛋白沉积而形成的老年斑、tau 蛋白过度磷酸化出现的神经原纤维缠结及神经元丢失伴胶质细胞增生等。

　　除了以上原因，还有多项研究也发现了其他可能致病的神经病理性证据及阿尔茨海默病导致的脑区和神经机制的改变，都有力地证明了阿尔茨海默病与嗅觉衰退有密不可分的联系。

（一）阿尔茨海默病嗅觉障碍的脑区定位

　　阿尔茨海默病的早期病变区域和嗅觉系统的中枢神经都位于大脑的颞叶、杏仁核及嗅皮层，病变重合率非常高，相关性明显（杭伟等，2014）。亦有多位专家曾报道，嗅觉系统的病理检查结果与阿尔茨海默病大脑病变呈显著正相关。这些研究均说明阿尔茨海默病病变与嗅觉系统存在关系。

　　Christen-Zaech 等在 2003 年对 110 例阿尔茨海默病患者进行尸检，资料显示嗅觉系统受累达 84%。阿尔茨海默病患者脑内与嗅觉中枢相关的大脑颞叶、杏仁核及海马均被发现了有显著的组织病理学改变，如神经原纤维缠结、老

年斑形成等。在嗅觉系统相关的脑组织中胆碱乙酰转移酶的含量较高、乙酰胆碱和其他神经递质却在阿尔茨海默病患者脑内减少，这可能是嗅觉障碍发生的病理生理基础。

还有研究侧重于考察阿尔茨海默病患者大脑中的嗅皮层。嗅觉通路投射到的中央结构统称为原始嗅皮层，这些结构包括颞叶内侧、额叶的基底部、梨状和前嗅皮层、杏仁核的内皮层等，它们与认知和行为神经系统密切相关。而岛叶、眶额回和背外侧叶聚集在一起被称为次级嗅皮层。对阿尔茨海默病患者以上相关部位进行检测会发现，他们在嗅皮层有明显的剧烈的病理性改变。另外，阿尔茨海默病患者嗅觉系统相关脑区出现的神经原纤维缠结和老年斑数量增加的发现，对解释嗅觉障碍有重要意义。

（二）阿尔茨海默病嗅觉障碍的神经机制证据

想要探求阿尔茨海默病患者的嗅觉功能减退的神经机制需要用到客观嗅觉检查，OERP 是具有代表性的方法之一。OERP 不同于嗅觉鉴别等主观嗅觉检查，它提供了更客观的检测，所得结果更具有说服力。因为阿尔茨海默病疾病早期阶段脑内的影响区域与脑内嗅觉信号的处理区域有着极大的联系。Morgan 等对阿尔茨海默病患者和正常对照组进行 OERP 和听觉事件相关电位的记录，结果发现：①阿尔茨海默病患者 OERP P2 和 P3 的延迟明显长于正常对照组。②OERP 的潜伏期与用痴呆等级量表（dementia rating scale，DRS）测得的痴呆程度显著相关，即受试者在 DRS 中表现得痴呆程度越高，OERP 的潜伏期就会越长。③OERP 潜伏期的测量要比听觉事件相关电位更能将阿尔茨海默病患者与对照组区别开。④仅 OERP 测量就能正确区分阿尔茨海默病患者和健康人群，正确率约为 92%。⑤气味鉴别测试，即 UPSIT 和 SODIT，对阿尔茨海默病患者和健康人区分的正确率也很高。将气味鉴别评分与嗅觉 P3 潜伏期指标相结合，可以得到 100% 的正确率。以上的结果有力地支持了嗅觉测量在评估阿尔茨海默病中的作用。其同样也反映了阿尔茨海默病患者嗅觉功能退化在神经反应上也有所体现，我们可以通过检测嗅觉神经反应达到对阿尔茨海默病进行鉴别的目的。

阿尔茨海默病嗅觉障碍也反映在相关脑结构的变化。嗅觉 fMRI 主要反映的是相应脑区的病理改变，对阿尔茨海默病嗅觉功能评估具有较高的敏感性，为阿尔茨海默病的早期诊断提供重要信息。2007 年 Tabert 等利用 fMRI 对阿尔茨海默病患者和年龄相匹配的健康老年人进行嗅觉相关结构的检测时发现，嗅觉相关脑结构（初级嗅皮层、海马、岛叶等）的血氧水平依赖信号减低，以阿尔茨海默病患者更显著。Vasavada 等 2015 年对认知功能正常者、轻度认知功能损害者和阿尔茨海默病患者进行初级嗅皮层及海马的总结构容积和

fMRI 活化容积（活跃脑区的容积）测量发现，从认知功能正常者到轻度认知功能损害者再到阿尔茨海默病患者，初级嗅皮层及海马的总结构容积和 fMRI 活化容积均逐渐减小，且后者下降幅度更显著。

（三）嗅球上的阿尔茨海默病病理性改变

在阿尔茨海默病病程的早期，神经原纤维缠结和细胞损失可以发生在嗅球的所有层及前嗅核中，嗅球可能是第一个表现出神经原纤维缠结形成和神经元损坏的嗅觉结构。嗅球是嗅觉刺激进入大脑的第一传递站，嗅觉刺激通过嗅球进入小球层中，并在那里形成突触进入嗅觉受体的细胞轴突。某些延髓投射神经元（僧帽细胞和簇状细胞），它们通过嗅觉通路来传递它们的轴突到皮层区，这些皮层区合称为嗅皮层。在这些区域中包括前嗅核。曾有报道相对于年龄相同的对照组来说，阿尔茨海默病患者的前嗅核中细胞少了 62%。虽然神经原纤维缠结会频繁地出现在阿尔茨海默病患者的前嗅核神经元中，但在嗅球的僧帽细胞、簇状细胞和颗粒细胞中却很少发现。

嗅觉功能与皮层退行性变化密切相关，嗅球和嗅觉通道的病变是阿尔茨海默病患者中枢神经系统退行性过程中最早发生的病变之一。一项考察阿尔茨海默病患者嗅觉系统结构变化的尸检研究，采用组织化学和免疫组织化学技术分析了关键皮层区和嗅球及嗅觉通道，他们将 110 例患者分为 4 组：重度阿尔茨海默病（19 例）、中度阿尔茨海默病（14 例）、离散型（58 例）、无阿尔茨海默病型对照组（19 例）。结果发现，有嗅觉参与的病例数目非常多，3 组中 84% 以上出现嗅球、嗅觉通道病变。19 例明确的阿尔茨海默病患者均出现了退行性嗅觉改变，19 例对照组中有 2 例出现了退行性嗅觉改变（退行性嗅觉改变就是指嗅觉退化和损伤）。统计分析显示，嗅觉的好坏和皮层退行性改变的频率和严重程度显著相关（$p < 0.001$）。

嗅球体积的变化同样也可能成为阿尔茨海默病的早期标志。在一项探索阿尔茨海默病患者的嗅球体积和嗅沟深度与健康人体的差异性，同时分析阿尔茨海默病与嗅觉障碍之间的关系的国内研究中发现，阿尔茨海默病患者出现嗅觉障碍时其嗅沟深度不会发生改变，嗅球体积会减小（董立丽等，2017）。Thomann 等研究同样发现，阿尔茨海默病患者嗅球比正常人明显萎缩、嗅束容积也明显小于正常人。Velayudhan 的研究结果也显示出阿尔茨海默病患者的内嗅皮层有显著萎缩。

第三节　嗅觉与帕金森病相关的行为证据及脑机制

如前文所述，帕金森病的主要临床特征包括震颤、肌强直及运动减少等。

除经典的运动症状外，帕金森病可出现一系列非运动症状，包括嗅觉障碍、睡眠障碍和自主神经功能紊乱。此外还发现，一些患者可出现精神症状（如焦虑、抑郁、痴呆等）及病理性赌博和异常行为。在以上非运动障碍的症状中，嗅觉功能障碍往往发生较早，其发生率甚至可超过静止性震颤这一特征性症状，因而引起了广泛而持久的重视。

一、嗅觉与帕金森病相关的行为证据

帕金森病是老年人常见的神经变性疾病之一，并且发病率在我国甚至全世界都在逐年上升。帕金森病所引发的一系列静止性震颤、运动迟缓、姿势步态障碍和肌强直等运动症状，以及所伴随的可能出现的睡眠障碍、自主神经功能紊乱、慢性疼痛、嗅觉障碍、情绪异常等非运动症状严重影响了老年人的身心健康和日常生活，给整个家庭带来了巨大的经济和精神压力。近年来，帕金森病的非运动症状成为关注的热点，其中嗅觉障碍的发病率为 70%～90%（Hoyles & Sharma，2013）。其多表现为全面性嗅觉功能受损，即嗅觉阈值、嗅觉辨别及鉴别能力均减退等（罗懿等，2014）。其中，对嗅觉障碍的诊断因为其独特、方便及预测率极高的特点，为我们对帕金森病的防治和治疗、诊断工作带来了新的方向和思路，也让研究者及医护人员开始对嗅觉障碍和帕金森病的病理联系及神经机制产生好奇，针对此做了大量的研究。

（一）帕金森病患者的嗅觉表现

生活中，嗅觉障碍表现在嗅觉的各个方面，包括气味辨别、气味鉴别、气味记忆再认及气味感知等，但这几个部分的损伤在帕金森病患者中表现得却并不完全一致。

1975 年，Ansari 和 Johnson 首次记录了帕金森病的嗅觉损害。在此之前，许多人指出嗅觉损害可能比帕金森病早很多年，但至今还没有发表过长期的前瞻性研究。早期研究认为，帕金森病患者气味鉴别能力下降可先于气味感知障碍出现，提示气味记忆可能首先受到损害，严重的气味识别缺陷提示患者可能发生临床认知损害。气味认知过程涉及对气味的强度、愉悦度、熟悉度和适食性的认知。研究者推测，帕金森病患者嗅觉的语义和感知的双重损害预示着次级嗅感觉皮质的损害。

目前很多研究认为，帕金森病临床嗅觉障碍具体表现为嗅觉阈值升高和识别障碍。并有多项临床观察报道，90% 的帕金森病患者可能存在嗅觉功能异常，出现的时间甚至早于运动障碍的症状。2016 年，White 等的研究也发现，帕金森病患者的嗅觉功能明显低于正常人，且对嗅觉损害缺乏认知能力。早在1998 年 Mesholam 等将帕金森病患者与阿尔茨海默病患者的嗅觉障碍进行比较时就发现无论在嗅觉阈值、嗅觉识别能力、嗅觉辨别能力方面两者均无显著区别。

国内王尕东等人也考察了帕金森病患者的嗅觉障碍及其与病程、严重程度的关系发现，帕金森病患者的嗅觉障碍（嗅觉丧失和嗅觉减退）发生率为96.9%，与正常人患嗅觉障碍的发生率48%相比有显著差异。并且各期帕金森病患者均可出现嗅觉障碍，且与病程无关（$p>0.05$），其中 Hoehn-Yahr 分级显示，Ⅳ级嗅觉障碍比较明显，其与病程无关（$p>0.05$）。这表明了帕金森病患者有明显的嗅觉障碍，与病程无关，与病情相关。

不同类型的帕金森病所患有的嗅觉减退的程度也是不一样的。血管性帕金森病患者的 UPSIT 得分优于其他帕金森病患者，这也预示通过对患者进行嗅觉检查或许可以协助鉴别其他帕金森病和血管性帕金森病。心因性帕金森病患者的 UPSIT 得分则正常。

（二）帕金森病动物模型与嗅觉障碍

除了观察到帕金森病患者在日常生活中能够表现出嗅觉功能的缺失，通过动物模型的嗅觉行为表现，我们也发现了帕金森病与嗅觉障碍之间的相关关系。

最早有文献报道，19 世纪 60 年代 Carlson 等建立了一项帕金森病动物模型，模型的建立主要是通过给啮齿类动物腹腔注射利血平后观察到其类似人类帕金森病的症状。之后多种帕金森病动物模型被陆续提出，其主要能够模拟运动障碍的程度和脑部生化病理改变，也有部分研究建立了比较好的对于非运动症状的模型。

α-共核蛋白的转基因小鼠（Thy1-αSyn）被认为是帕金森病非运动障碍较好的动物模型之一。Fleming 等通过对 Thy1-αSyn 转基因小鼠进行一系列嗅觉功能测试后发现该小鼠的气味感知和气味辨别都存在一定程度缺陷，此类小鼠表现出的嗅觉障碍就明显表现出有类似人类帕金森病非运动症状的方面。

多巴胺在帕金森病中具有重要作用，多巴胺转运体基因剔除（$DAT^{-/-}$）的小鼠可表现出气味辨别能力缺陷，但在嗅觉适应、嗅觉敏感性和气味记忆再认等方面与野生型（$DAT^{+/+}$）小鼠并无差异。通过使用多巴胺 2 型受体拮抗剂螺环哌啶酮处理啮齿类动物也模拟出啮齿类动物的嗅球多巴胺耗竭可导致气味鉴别能力受损。

Taylor 等用囊泡单胺转运体缺陷小鼠也模拟出了帕金森病非运动症状。先天性囊泡单胺转运体表达减少的小鼠气味辨别能力会出现下降。

（三）帕金森患者嗅觉检查的意义

嗅觉检查的意义主要并不是为了确定帕金森病患者是否存在嗅觉障碍或

是否需要对此进行对症治疗，而在于通过检测嗅觉功能来对可能预发的病症进行风险评估。例如，有纵向研究发现，有13%的原发性嗅觉减退的患者运动系统表现异常，而7%的患者将罹患特发性帕金森病（Haehner et al.，2007）。帕金森病患者的一级亲属中（一级亲属是指一个人的父母、子女及亲兄弟姐妹），嗅觉功能减退的人更有可能罹患帕金森病，无嗅觉障碍的人发生临床帕金森病的概率相对则较小。因此对易患嗅觉障碍的高危人群进行嗅觉功能检查，可以为其评估患病的风险提供更好的帮助，有利于及早地发现疾病和进行早期诊断。

因此，嗅觉障碍可能是帕金森病早期重要的临床表现，帕金森病患者存在明显的嗅觉功能减退。由于帕金森病嗅觉障碍具有发生率较高且其检测方法简便的特点，因此，被认为是一项对帕金森病早期诊断具有重要意义的生物学指标，也可以帮助人们更好地对可能预发的病症进行风险评估。

二、嗅觉与帕金森病相关的脑机制

帕金森病与人的嗅觉功能密切相关，我们可以通过行为证据证实帕金森病患者存在明显的嗅觉功能减退。同样，从生理和神经层面，大量的研究也证实帕金森病患者与正常人的嗅觉相比，有非常明显的减退。

（一）帕金森病出现嗅觉减退的神经机制——OERP 的应用

首先，OERP 具有极高的时间分辨能力，能够检测到嗅觉信息的连续处理过程，而且不受被检者主观表达的影响，因此是较理想的检测手段。

王剑等的临床研究显示，帕金森病患者 OERP 异常率远高于正常对照组，其 P2 潜伏期较对照组延长。Guducu 等 2015 年的研究发现帕金森病嗅觉诱发电位显示 P1、N1 潜伏期明显延长。用化学气味刺激帕金森病患者和正常人的鼻黏膜，会在颅顶特定部位记录到 OERP，正常人受到嗅觉刺激时电生理改变较帕金森病患者显著，表明帕金森病患者嗅觉功能减退。

多项关于帕金森病的嗅觉障碍的 OERP 研究都证明了帕金森病的嗅觉障碍提示嗅觉功能检测可以作为帕金森病筛查、诊断的参考指标。同样也预示着 OERP 在帕金森病早期诊断上有良好的应用前景。

（二）帕金森病嗅觉相关脑区的变化——fMRI 等影像学证据

Hummel 等应用 fMRI 评估嗅觉功能得到，健康老年人在双侧杏仁核和海马区均有激活，而帕金森病患者仅见于左侧，这意味着帕金森病嗅觉障碍可能与杏仁核和海马选择性损害有关。Moessnang 等使用 fMRI 技术的研究也发现帕金森病患者的嗅觉相关脑区（嗅皮层、杏仁核、海马、内嗅皮层、海马旁回）

激活程度较健康老年人相比降低,而岛叶和眶额皮层激活增强。这说明帕金森病嗅觉障碍脑网络机制非常复杂,它不只是嗅球和中脑相关结构病理改变的结果。Wu 等 2011 年的研究也发现了帕金森病患者的嗅觉相关脑区如海马旁回、眶额皮层、嗅皮层等处有明显萎缩。2006 年,Scherfler 等以嗅觉系统的 MRI 信号改变来区分帕金森病患者与正常人,敏感性高达 100%,特异性为 88%。

其他影像学检查也应用在了对帕金森病嗅觉障碍的检查中。Siderowf 等在 2005 年利用 99 锝(^{99m}Tc)标记多巴胺转运体,1(^{99m}Tc-TRO-DAT-1)进行 SPECT 术检查发现纹状体与壳核多巴胺转运体摄取及 UPSIT 得分相关,证明多巴胺转运体影像学异常可反映帕金森病早期嗅觉功能。2006 年,Scherfler 等学者又应用扩散加权成像技术对早期帕金森病患者进行分析发现嗅束区的 Trace(D)值显著升高,说明嗅束的结构完整性已被破坏,就可以通过嗅束的破坏区分帕金森病患者与正常人。

帕金森病的嗅觉障碍早于其他运动症状在脑区上的变化中也有所体现。2004 年,Braak 等发现帕金森病特异性的病理改变路易小体最先发现于嗅球和前嗅核,随后扩展到脑干神经核团、杏仁核,最后出现于黑质和其他中脑区域,提示帕金森病患者嗅觉功能受损可能先于运动障碍出现。

(三)帕金森病嗅觉障碍的病理机制

1. 神经传导通路损伤及递质的改变

嗅觉系统中胆碱能神经元起着十分关键的作用,Fletcher 和 Wilson 认为帕金森病患者存在胆碱能系统损伤,用东莨菪碱阻断胆碱能神经元将影响嗅觉学习与记忆功能。UPSIT 得分与海马、杏仁核及旧皮层的乙酰胆碱酯酶的活性有关,提示旧皮层胆碱能去神经化是帕金森病患者嗅觉减退的影响因素(Bohnen et al., 2010)。嗅球表面的细胞呈酪氨酸羟化酶阳性,以多巴胺作为神经递质。顺行性和逆行性束路示踪技术均显示存在由黑质和中脑背盖区向梨状核区投射的多巴胺能神经纤维。动物实验发现损坏动物的中脑黑质,梨状核区的多巴胺浓度将明显降低。以上研究说明,存在黑质和嗅觉通路的多巴胺能与神经纤维联系,而且多巴胺在嗅觉信息的整合和传导过程中都起了重要的作用。

2. 神经元数目增加引起的递质改变

多巴胺是一种中枢抑制性递质,帕金森病患者嗅球部位多巴胺能神经元数目显著增加。因此,突触球层中酪氨酸羟化酶表达水平升高可能是帕金森病患者嗅觉障碍的原因之一。

3. 嗅觉系统包涵体的形成

在发生退行性变化的神经元中出现以 α-突触核蛋白为主要成分的包涵体是帕金森病的主要病理改变。解剖学研究发现,帕金森病患者的嗅球及相关核团,如杏仁核、嗅皮层等都存在包涵体和神经纤维的聚集。但 2010 年,章素芳等尚未在嗅上皮发现 α-突触核蛋白的相关病理变化,表明帕金森病患者的嗅觉障碍主要与中枢嗅觉通路有关。

第四节　嗅觉与其他神经退行性疾病关系的行为证据及脑机制

近年来,神经退行疾病发病率明显增加,其进展缓慢且具有不可逆的特征,因此"早发现,早预防,早干预"对神经退行性疾病的治疗至关重要。近年研究发现,嗅觉障碍与神经退行性疾病密切相关,其可能是神经退行性疾病的首发症状,有望成为一项早期诊断及预测病情进展的生物学指标。除了目前最常见的神经退行性变性疾病如阿尔茨海默病和帕金森病,其他神经退行性疾病如多发性硬化、亨廷顿病、运动神经元病等的发病率也逐年上升,也发现这些疾病患者出现早期的嗅觉障碍症状。

一、嗅觉障碍与多发性硬化

多发性硬化(multiple sclerosis,MS)是以中枢神经系统白质炎性脱髓鞘病变为主要特点的自身免疫病,其主要病理改变为多发性脱髓鞘斑块、轴索损伤及神经细胞减少。多发性硬化是好发于 20～40 岁中青年群体的免疫系统罕见病,女性患者是男性患者的 1.5～2 倍。这是一种终身、慢性、进展性疾病,随着不断经历复发缓解的过程,很多患者的神经功能有不同程度的损害。数据显示,80％的多发性硬化患者在患病 15 年后发生身体功能或认知障碍,近半数患者无法独立行走。

多发性硬化患者常见的临床症状和体征有很多,但一开始人们并没有重视多发性硬化患者的嗅觉能力。多项研究发现,多发性硬化患者的嗅觉功能也有一定程度的损伤,因此嗅觉障碍与多发性硬化的病情进展密切相关。

Dahlslett 等 2012 年的研究发现,嗅觉障碍与多发性硬化的关系表现在多发性硬化患者的嗅觉功能被发现与正常的健康人相比会有显著的减退。并且,嗅觉察觉阈值损害通常发生于多发性硬化早期阶段,嗅觉识别和鉴别功能则与疾病病程及认知障碍有关。2010 年,倪道凤等用 UPSIT 对 31 例多发性硬化患者进行的嗅觉检测的研究发现,23％的多发性硬化患者存在一定程度的嗅觉缺失。Silva 等在 2012 年对 153 例多发性硬化患者和 165 例健康者进行了简要气味鉴别测试的研究显示,11.1％的多发性硬化患者有嗅觉功能障碍,而健康对照组仅有 3％的人存在嗅觉功能障碍,其中继发进展型的嗅觉障碍的发生率是最高的,明显高于复发-缓解型和原发渐进型。因此,嗅觉功能检测可能有助于继发进展型多发性硬化临床症状的诊断。

多发性硬化患者在嗅觉鉴别、识别等嗅觉功能上存在一定程度的损伤,这使他们在生活中的嗅觉行为表现差于他人。究其根本,关于多发性硬化的嗅觉损伤的神经机制又会有什么表现呢?

其实,目前大部分的发现主要集中在多发性硬化患者的嗅球体积的变化。存在嗅觉障碍的多发性硬化患者其嗅球容积会显著减小(Holinski et al.,2014),而嗅球体积与嗅觉功能呈正相关。例如,2011 年,Goektas 等在对 36 例多发性硬化患者进行了嗅觉障碍的测试和对他们的嗅球体积进行 MRI 的测量后发现,44.4％的多发性硬化患者存在嗅觉障碍和嗅球的缩小。除了嗅球体积的变化,其他关于多发性硬化的嗅觉障碍的机制仍尚不明确,需要进一步采用脑成像技术来探求其发病的病理机制和脑机制。

多发性硬化患者存在嗅觉功能减退,常可能在疾病早期就有所显现,对观察病情进展、提早发现病症也具有重要价值。因此,嗅觉障碍是多发性硬化的一个不可忽视的非典型症状,有必要进一步探明其发病机制及临床意义。

二、嗅觉障碍与亨廷顿病

亨廷顿病作为一种罕见的神经退行性疾病,临床上的运动性症状和认知障碍作为其常见的症状可作为其诊断的标准。近几年的研究发现,亨廷顿病也可能伴随出现嗅觉功能的损伤,出现嗅觉障碍。嗅觉障碍同样也可能作为此病症的症状,并且可能比其他行为障碍和认知障碍出现的时间更早,这一发现有助于我们对亨廷顿病的关注和防治。

1987 年,Moberg 等首次对亨廷顿病患者进行嗅觉研究。这项研究对 38 例亨廷顿病患者和 38 例正常对照者进行嗅觉功能的检测,结果发现,亨廷顿病患者在记住气味性质的能力上存在缺失,然而这个问题在早期只有轻度舞蹈症和认知功能及语言和视觉识别记忆功能正常的患者中也有发现。这是对亨廷顿病患者嗅觉能力障碍的首次报道,证实了亨廷顿病存在嗅觉障碍。

但是,嗅觉的功能异常并不是亨廷顿病的典型早期表现。尽管亨廷顿病患者会出现气味觉察和气味鉴别等嗅觉障碍,但这个症状几乎与该病的临床症状同时出现,并且其功能下降并没有帕金森病、阿尔茨海默病患者严重。虽然嗅觉障碍和临床症状出现时间没有明显的时间差异,但是 Hamilton 等研究结果显示,嗅觉检测在亨廷顿病患者和正常对照者之间存在相当高的敏感性和特异性,可以作为亨廷顿病早期的一项敏感检测(Hamilton et al.,1999)。另外,Pirogovsky 等在 2017 年发表的研究也表明,嗅觉记忆检测对于亨廷顿病临床症状出现之前阶段的敏感性极高。嗅觉测试结果表现出的差异性有待于对亨廷顿病嗅觉系统的神经病理改变继续研究。

虽然嗅觉障碍症状与该病临床症状几乎同时出现,但是亨廷顿病的嗅觉损伤在神经机制上表现为,亨廷顿病的病理改变会最先累及嗅球,这证实了嗅觉结构的损伤早在亨廷顿病的早期就发生了,只是病症完全显现要相对晚一些。并且亨廷顿病患者的内嗅皮层、丘脑、海马旁回和尾状核较正常人明显萎缩,表明亨廷顿病的嗅觉障碍与这些区域的退行性变化有关(Barrios et al.,2007)。

亨廷顿病会出现一定程度的嗅觉障碍,这在行为上和神经机制上都有所体现,但是证据依然很少。为了能有效防治这种罕见、难以治疗的疾病,也为了能够揭示嗅觉在亨廷顿病防治中所起的预防和诊断作用,把嗅觉诊断的作用最大化,依然需要长时间的研究与观察。

三、嗅觉障碍与运动神经元病

运动神经元病(motor neuron disease,MND)是一组病因未明的选择性侵犯脊髓前角细胞、脑干运动神经元、皮层锥体细胞及锥体束的慢性进行性神经变性疾病。运动神经元病以上、下运动神经元改变为突出表现,临床特征表现为肌无力、延髓麻痹及锥体束征。发病率为每年 $1\sim3$ 例/10 万,患病率为每年 $4\sim8$ 例/10 万。多数患者于出现症状后 $3\sim5$ 年死亡,该病的患病率与发病率较为接近。运动神经元病病因尚不清楚,一般认为是随着年龄增长,由遗传易感个体暴露于不利环境所造成的,即遗传因素和环境因素共同导致了运动神经元病的发生。

通过对运动神经元病症状的观察和研究,运动神经元病也会出现嗅觉障碍。运动神经元病患者的嗅觉功能显著减退(Hawkes,2003),并在运动神经元病患者的嗅球中发现大量脂褐素沉积,这可能是运动神经元病出现嗅觉障碍的原因之一。Lang 等则认为,运动神经元病患者的嗅觉障碍仅与年龄有关,且不随病情进展。因此,出现不同结果的临床意义和真实原因还有待进一步研究和评估。

四、嗅觉障碍与唐氏综合征

唐氏综合征(Down syndrome,DS)即 21-三体综合征,又称先天愚型或 Down 综合征,它是由染色体异常(多了一条 21 号染色体)而导致的疾病。60%的患儿在胎内早期即流产,患者有明显的智力落后、特殊面容、生长发育障碍和多发畸形等特点。

唐氏综合征的病理和临床改变与阿尔茨海默病在成人阶段的发病相似,当成年唐氏综合征患者和其他智力迟钝的对照组比较时,其 UPSIT 得分更低。Nijjar 和 Murphy 认为,嗅觉减退的严重性和较长的唐氏综合征病程比较意味着嗅觉损失是唐氏综合征的特征之一。

1999 年,Wetter 和 Murphy 对唐氏综合征患者和相对应的一组正常者进行了 OERP 的检测,结果显示唐氏综合征患者的 OERP P2 潜伏期明显长于正常对照组,提示唐氏综合征患者存在嗅觉减退。另外,Murphy 和 Jinich 在 1996 年对 23 例唐氏综合征患者和 23 例正常对照者的研究证明,嗅觉缺失可以作为老年唐氏综合征患者脑部恶化和进展的敏感和早期指标。

五、嗅觉障碍与其他神经退行性疾病

嗅觉功能障碍也伴随血管性痴呆、额颞叶痴呆等疾病所出现。对痴呆患者进行嗅觉功能检测有助于各种痴呆疾病的临床诊断和鉴别诊断。

血管性痴呆患者和阿尔茨海默病患者一样,均可出现嗅觉功能障碍,主要表现为嗅觉辨别功能障碍,而嗅觉感觉和识别能力则变化不大(Motomura & Tomota,2010)。但也有研究表明,血管性痴呆患者的嗅觉辨别功能障碍程度相对较轻(Cecchini et al.,2012),甚至没有差异。因此,目前嗅觉功能检测在阿尔茨海默病和血管性痴呆两种疾病之间的鉴别价值仍有待确认。

额颞叶痴呆患者主要症状表现为行为异常,但部分患者经检查也发现了嗅觉功能障碍。有研究显示,额颞叶痴呆患者嗅觉功能障碍主要表现在嗅觉识别障碍,嗅觉辨别能力则与正常人没有较大差异(Omar et al.,2013)。此外,有研究显示额颞叶痴呆与阿尔茨海默病两者出现相同程度的嗅觉辨别障碍(Mclaughlin & Westervelt,2008)。

多系统萎缩则仅有轻微的嗅觉缺陷,小脑共济失调在气味辨别和气味识别上有改变,而嗅觉阈正常(Abele et al.,2003)。路易体痴呆与帕金森病有相似的临床特征和病理改变,嗅觉丧失亦很常见(Olichney et al.,2005)。

本章参考文献

鲍娟,吴英,谈跃,等,2010. 轻度认知功能障碍患者海马、内嗅皮层体积与嗅觉功能改变的临床研究[J].卒中与神经疾病,17(2):107-110.

陈炜,陈科璞,周斌,等,2017. 嗅觉与感觉信息整合[J].科技导报,35(19):29-36.

董立丽,刘百巍,解影,2017. 阿尔茨海默病(AD)患者嗅觉障碍的研究分析[J].中国医药指南,15(22):130-131.

杭伟,刘钢,韩彤,等,2014. 轻度认知障碍患者嗅觉功能的研究[J].中华耳鼻咽喉头颈外科杂志,49(9):738-742.

何雨函,2019.嗅觉刺激对发散性思维的影响[D].上海:华东师范大学.

姜兆彩,2019. 嗅觉功能评估在轻度认知障碍和阿尔茨海默病临床应用中的初步探索[D]. 长春:吉林大学.

路书彦,黄汉昌,姜招峰,2015. 嗅觉障碍与阿尔茨海默病的关系[J].中国老年学杂志,35

(8)：2288-2290.

罗懿，万赢，干静，等，2014. Sniffin' Sticks 方法评价帕金森病患者的嗅觉功能[J]. 中华神经科杂志，47(6)：370-374.

石姣姣，梁珍，左萍萍，2014. 嗅觉障碍与早期神经退行性疾病的研究进展[J].中国康复理论与实践，20(4)：327-330.

张玉洁，2019. 嗅觉障碍与阿尔茨海默病的相关性及其临床特点研究[D].乌鲁木齐：新疆医科大学.

ABELE M, RIET A, HUMMEL T, et al., 2003. Olfactory dysfunction in cerebellar ataxia and multiple system atrophy[J]. J Neurol, 250(12)：1453-1455.

BARRIOS F A, GONZALEZ L, FAVILA R, et al., 2007. Olfaction and neurodegeneration in HD[J]. Neuroreport, 18(1)：73-76.

BOHNEN N I, MULLER M L, KOTAGAL V, et al., 2010. Olfactory dysfunction, central cholinergic integrity and cognitive impairment in Parkinson's disease[J]. Brain, 133(6)：1747-1754.

CECCHINI M P, BOJANOWSKI V, BODECHTEL U, et al., 2012. Olfactory function in patients with ischemic stroke：a pilot study[J]. Eur Arch Otorhinolaryngol, 269(4)：1149-1153.

CHEN K, ZHOU B, CHEN S, et al., 2013. Olfaction spontaneously highlights visual saliency map[J]. Proc Biol Sci, 280(1768)：20131729.

DAHMANI L, PATEL RM, YANG Y, et al., 2018. An intrinsic association between olfactory identification and spatial memory in humans[J]. Nat Commun, 9(1)：4162.

DEMATTE M L, SANABRIA D, SPENCE C, 2009. Olfactory discrimination：when vision matters? [J]. Chem Senses, 34(2)：103-109.

DEVANAND D P, LEE S, MANLY J, et al., 2015. Olfactory deficits predict cognitive decline and Alzheimer dementia in an urban community[J]. Neurology, 84(2)：182-189.

DEVANAND D P, 2016. Olfactory Identification Deficits, Cognitive Decline, and Dementia in Older Adults[J]. Am J Geriatr Psychiatry, 24(12)：1151-1157.

DOTY R L, 2017. Olfactory dysfunction in neurodegenerative diseases：is there a common pathological substrate? [J]. Lancet Neurol, 16(6)：478-488.

FRANK R A, RYBALSKY K, BREARTON M, et al., 2011. Odor recognition memory as a function of odor-naming performance[J]. Chem Senses, 36(1)：29-41.

GOUDSMIT N, COLEMAN E, SECKINGER R A, et al., 2003. A brief smell identification test discriminates between deficit and non-deficit schizophrenia [J]. Psychiatry Res, 120(2)：155-164.

HAEHNER A, HUMMEL T, HUMMEL C, et al., 2007. Olfactory loss may be a first sign of idiopathic Parkinson's disease[J]. Mov Disord, 22(6)：839-842.

HAMILTON J M, MURPHY C, PAULSEN J S, et al., 1999. Odor detection, learning, and memory in Huntington's disease[J], Journal of the International Neuropsychological

Society, 5(7): 609-615.

HAWKES C, 2003. Olfaction in neurodegenerative disorder[J]. Movement disorders, 18 (4): 364-372.

HOLINSKI F, SCHMIDT F, DAHLSLETT S B, et al., 2014. MRI study: objective olfactory function and CNS pathologies in patients with multiple sclerosis[J]. Eur Neurol, 72(3-4): 157-162.

HOYLES K, SHARMA J C, 2013. Olfactory loss as a supporting feature in the diagnosis of Parkinson's disease: a pragmatic approach[J]. J Neurol, 260(12): 2951-2958.

MCLAUGHLIN N C R, WESTERVELT H J, 2008. Odor identification deficits in frontotemporal dementia: a preliminary study[J]. Arch Clin Neuropsychol, 23(1): 119-123.

MOTOMURA N, TOMOTA Y, 2010. Olfactory dysfunction in dementia of Alzheimer's type and vascular dementia[J]. Psychogeriatrics, 6(1): 19-20.

OLICHNEY J M, MURPHY C, HOFSTETTER C R, et al., 2005. Anosmia is very common in the Lewy body variant of Alzheimer's disease[J]. J Neurol Neurosurg Psychiatry, 76(10): 1342-1347.

OMAR R, MAHONEY C J, BUCKLEY A H, et al., 2013. Flavour identification in frontotemporal lobar degeneration[J]. J Neurol Neurosurg Psychiatry, 84(1): 88-93.

PINTO J M, WROBLEWSKI K E, KERN D W, et al., 2014. Olfactory dysfunction predicts 5-year mortality in older adults[J]. PLoS One, 9(10): e107541.

ROALF D R, MOBERG M J, TURETSKY B I, et al., 2017. A quantitative meta-analysis of olfactory dysfunction in mild cognitive impairment[J]. J Neurol Neurosurg Psychiatry, 88(3): 226-232.

ROSS G W, PETROVITCH H, ABBOTT R D, et al., 2008. Association of olfactory dysfunction with risk for future Parkinson's disease[J]. Ann Neurol, 63(2): 167-173.

RUPP C I, FLEISCHHACKER W W, KEMMLER G, et al., 2005. Olfactory functions and volumetric measures of orbitofrontal and limbic regions in schizophrenia[J]. Schizophr Res, 74(2-3): 149-161.

SCHUBERT C R, CARMICHAEL L L, MURPHY C, et al., 2008. Olfaction and the 5-year incidence of cognitive impairment in an epidemiological study of older adults[J]. J Am. Geriatr. Soc., 56(8): 1517-1521.

SERBY M J, CHOBOR K L, 1992. Science of Olfaction[M]. New York: Springer.

SPENCE C, 2015. Multisensory flavor perception[J]. Cell, 161(1): 24-35.

SQUIRE L R, BLOOM, F E, MCCONNEL S K, et al., 2003. (Eds.). Fundamental neuroscience. 2nd ed.[M]. Amsterdam: Academic Press.

UGUR T, WEISBROD M, FRANZEK E, et al., 2005. Olfactory impairment in monozygotic twins discordant for schizophrenia[J]. Eur Arch Psychiatry Clin Neurosci, 255(2): 94-98.

URBAN-KOWALCZYK M, SMIGIELSKI J, STRZELECKI D, 2017. Olfactory identification in patients with schizophrenia — the influence of beta-endorphin and calcitonin gene-related peptide concentrations[J]. Eur Psychiatry, (41): 16-20.

VELAYUDHAN L, PROITSI P, WESTMAN E, et al., 2013. Entorhinal cortex thickness predicts cognitive decline in Alzheimer's disease[J]. J Alzheimers Dis, 33(3): 755-766.

VON GUNTEN A, KÖVARI E, BUSSIÈRE T, et al., 2006. Cognitive impact of neuronal pathology in the entorhinal cortex and CA1 field in Alzheimer's disease[J]. Neurobiol Aging, 27(2): 270-277.

WANG J, ESLINGER P J, DOTY R L, et al., 2010. Olfactory deficit detected by fMRI in early Alzheimer's disease[J]. Brain Res, (1357): 184-194.

WILSON R S, ARNOLD S E, TANG Y, et al., 2006. Odor identification and decline in different cognitive domains in old age[J]. Neuroepidemiology, 26(2): 61-67.

ZHOU B, FENG G, CHEN W, et al., 2018. Olfaction warps visual time perception [J]. Cereb Cortex, 28(5): 1718-1728.

ZHOU W, CHEN D, 2009. Fear-related chemosignals modulate recognition of fear in ambiguous facial expressions[J]. Psychol Sci, 20(2): 177-183.

ZHOU W, JIANG Y, HE S, et al., 2010. Olfaction modulates visual perception in binocular rivalry[J]. Curr Biol, 20(15): 1356-1358.

---- 第五章 ----

运动延缓嗅觉功能衰退的进展

第一节 运动延缓嗅觉衰退的证据及脑机制

一、运动的定义

美国运动医学会（American College of Sports Medicine，ACSM）对运动作了如下定义：运动是身体活动的一种形式，是旨在提升健康与身体素质的计划性的、结构性的及重复性的身体活动。身体活动指的是相比于在静息状态下的产出，通过骨骼肌的收缩并产生能量需要大幅增加的任何性的肢体活动。运动区别于身体活动之处在于身体活动是一个更为广义的概念，身体活动包含健身运动，但不是所有身体活动都属于健身运动，只有那些达到一定强度，并能改善或位置体适能的身体活动才算是健身运动。

二、运动延缓嗅觉衰退的证据

运动不但有益于人类的身体健康（如增强心血管功能、改善慢性病等）和心理健康（如减轻抑郁症状等），还能促进认知功能。但运动延缓嗅觉衰退的研究目前还处在起步阶段，研究深度和广度都还不够，目前研究内容主要集中在以下几个方面。

（一）运动对嗅觉灵敏度的影响

嗅觉灵敏度即嗅觉阈值，指能分辨出特定嗅觉刺激的最小嗅素浓度。

1. 不同运动强度对嗅觉灵敏度的影响——动物实验

2003 年，Altom 等选取了 18 条性能优良的健康雄性犬，将这些犬按照实验条件分为高强度运动干预组和低强度运动干预组。高强度运动干预组让受试犬以 8.05 km/h（无坡度）的速度在电动跑步机上跑步，每次 30 min，每周 3 次。低强度运动干预组以同样速度在跑步机上跑步，每次 10 min，每周 1 次。所有受试犬干预时间为 12 周。以上方案参考传统驯犬员的训练技术，受试犬的基线嗅觉阈值不存在差异。实验以丁香酚作为嗅觉刺激来测定受试犬的嗅觉阈值，实验时将嗅管放在距犬鼻子尖端约 2 cm 的下端约 10 s，然后撤回 15 s，以此类推。在实验中对受试犬的反应进行录像，事后由训练有素的四个观察员进行分析，以判断受试犬的反应是由闻到嗅素引起的预定典型行为模式，每个观察员独立完成判断。嗅觉测试在实验的第 0、4、8、12 周最大运动测试开始前和结束后进行。受试犬都参与最大压力运动测试，最初以 8.05 km/h（5％坡度）的速度运动 15 min，然后以 8.05 km/h（10％坡度）的速度锻炼 45 min。结果分析显示，高强度运动干预组的受试犬的嗅觉灵敏度几乎不受最大压力运动影响，而低强度运动干预组受试犬的嗅觉灵敏度却在最大压力运动测试后下降了64％，两组存在显著差异，这个结果说明只有高强度运动干预积极影响了犬的嗅觉灵敏度。

2. 运动延缓嗅觉灵敏度降低——对老年人的追踪研究

Schubert 等于 2016 年对 864 名 68～99 岁（平均年龄 77 岁）的老年群体进行了为期 21 年的跟踪调查，最终完成所有测试的受试者有 832 人。这次项目主要调查老年群体的基本健康状况，其中有两项测试他们的嗅觉阈值和嗅觉鉴别能力。分析结果后发现不管每周运动频率是多少，长期运动受试者的嗅觉阈值衰退的风险要显著低于不运动组。这个研究说明长期运动与更好的嗅觉灵敏度相关，意味着运动也许能延缓嗅觉阈值的衰退。

（二）运动对嗅觉鉴别能力的影响

Schubert 等另一项 2013 年包含了 1 611 名受试者的纵向研究发现，与不运动组相比，每周至少运动一次也能降低嗅觉鉴别能力衰退的风险。而这种风险会随着每周运动频率的增加而降低。运动频率每升高一级（从 0 次到每周 1～2 次，从每周 1～2 次到每周≥3 次），10 年嗅觉鉴别衰退的风险就降低 15％左右。为了探索运动对嗅觉的直接影响，Manestar 等于 2013 年对 100 名喉切除患者进行运动干预，运动方式为游泳。他们将受试者分成游泳干预组和不干预组，游泳干预组的成员每周游泳约 3 h，为期 12 周，并在运动开始初期、2 周后及 12 周运动结束后测试他们的嗅觉鉴别能力。通过比较可以发现，游泳干预组的嗅觉鉴别能力要显著高于不干预组。对游泳干预组组内分析发现，第三次（游泳干预 12 周后）的嗅觉鉴别能力要显著干预运动出去。

以上研究说明运动能降低嗅觉鉴别能力衰退的风险，且这种风险与运动频率有关，此外运动还能改善嗅觉鉴别能力。

（三）不同运动类型对嗅觉能力的影响

虽然运动能延缓嗅觉衰退已得到研究的证实，但是并非所有的运动都能有效保护嗅觉的衰退。2020 年，Zhang 等招募了 99 名无鼻腔/上呼吸道疾病或手术史的健康老年受试者，按照他们的运动习惯将他们分成运动组（57 名）和不运动组（42 名）。运动组和非运动组在年龄、性别、教育、MMSE、吸烟等方面不存在显著差异（表 5-1）。没有受试者报告是酒精成瘾者，运动组的所有受试者都自我报告其锻炼时长超过 1 年，每周运动超过 3 次，每次超过 30 分。在运动组中，20 名（35.09%）受试者的锻炼类型为太极拳，14 名（24.56%）受试者的锻炼类型为舞蹈，11 名（19.30%）受试者的锻炼类型为走路，12 名（21.05%）受试者的锻炼类型为跑步（表 5-1）。使用 Sniffin' Sticks 嗅觉检测工具检查受试者的嗅觉鉴别能力和嗅觉阈值，具体嗅觉鉴别能力和阈值检测方法请见第二章第二节。

表 5-1 运动组与不运动组基本信息及 MMSE 得分、嗅觉鉴别得分和嗅觉阈值得分情况

变量	运动组（$n=57$）	不运动组（$n=42$）	p 值
年龄（M±SD）（岁）	62.5 ± 5.2	62.4 ± 6.4	0.93
女性，人数（%）	50（87.7%）	35（83.3%）	0.53
吸烟者，人数（%）	1（0.02%）	1（0.02%）	＞0.99
教育年数（M±SD）（年）	7.9 ± 4.1	7.4 ± 3.6	0.50
MMSE 得分（M±SD）	25.6 ± 3.8	25.5 ± 3.0	0.37
嗅觉鉴别得分（M±SD）	11.96 ± 1.96	9.90 ± 2.87	＜0.001
嗅觉阈值得分（M±SD）	7.20 ± 2.21	4.91 ± 2.28	＜0.001

注：M 表示均值，SD 表示标准差。

对结果进行分析可得，运动组气味鉴别得分（M±SD：11.96±1.96）显著高于非运动组（M±SD：9.90±2.87）（$F=6.62$，df=97，$p<0.001$）。嗅觉阈值在两组之间也有显著差异，运动组的气味阈值（M±SD：7.20±2.21）低于非运动组（M±SD：4.91±2.28）（$F=0.14$，df=97，$p<0.001$）（得分越高，阈值越低）（表 5-1，图 5-1）。

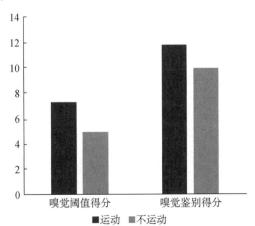

图 5-1 运动组与不运动组嗅觉鉴别和阈值比较示意图

为了进一步分析不同项目对嗅觉的影响,该研究使用方差分析(analysis of variance,ANOVA)并随后作 Dunnet 的事后检验进行两两比较,分析结果为太极、舞蹈、跑步、走路和非运动组的嗅觉鉴别得分(M±SD)分别为 12.10±1.25、12.29±1.14、13.00±1.21、10.18±3.19 和 9.90±2.87。太极、舞蹈、跑步、走路和非运动组的嗅觉阈值得分(M±SD)分别为 8.53±1.63、8.07±1.67、6.88±1.28、4.05±1.15 和 4.91±2.28。太极、舞蹈和跑步组的气味阈值分数和嗅觉鉴别分数显著高于走路和非运动组,这意味着与走路和非运动组相比,太极、舞蹈和跑步组的参与者具有较低的气味阈值和更好的嗅觉鉴别能力(图 5-2)。

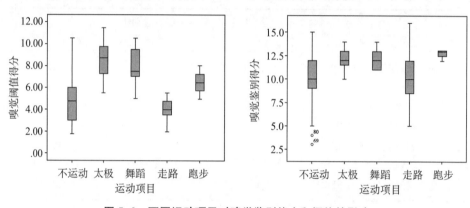

图 5-2 不同运动项目对嗅觉鉴别能力和阈值的影响

该研究发现,运动组中的嗅觉鉴别能力显著高于不运动组,在这项研究中也观察到运动对嗅觉阈值的积极影响。在进一步探讨运动类型的影响时,该研究中并非所有的运动类型都会对嗅觉衰退产生积极影响。在所调查的运动中,只有练太极、跳舞和跑步显著促进了被试的嗅觉功能,走路未发现同样的效果。之前的研究表明,运动强度、频率也会影响运动对老年群体健康的作用。van Gelder 等 2004 年的一项纵向研究表明,运动强度最低的男性在 10 年后的认知能力下降比运动强度较高的男性高 1.8~2.5 倍。此外,2004 年 Abbott 等发现,走路距离越小,患痴呆风险越高。此外,运动强度和多变性而非运动所花费的时间与认知正相关,这可能解释了为什么这个研究的结果发现走路没有延缓老年群体嗅觉的衰退。

(四) 运动对帕金森病患者嗅觉的影响

帕金森病患者除了震颤、肌强直及运动减少等主要临床症状外,嗅觉衰退也是早期的征兆之一,多项研究表明,90%帕金森病患者出现嗅觉功能异常时间要早于运动障碍的症状。多项研究已证实,运动对动物及健康人群的嗅觉具有促进作用,那么是否对帕金森病患者也有同样的效果。Rosenfeldt 等 2016

年的研究结果给予了积极的回答。他们选取了 38 名诊断为特发性帕金森病的患者,在他们停用抗帕金森病药物后进行运动干预。按照不同运动干预方式将他们分为 3 组:一组为强迫运动组,这组受试者被要求进行在半卧式自行车上热身 10 min,正式运动 40 min,然后休息 10 min,运动时保持 60%～80%的心率;一组为自愿运动组,这组运动时间同强迫运动组,唯一不同在于对这组受试者只是鼓励而非要求他们运动,运动时保持 60%～80%的心率;对照组为还运动组,未接受任何运动干预,被要求继续进行目前的体力活动。嗅觉鉴别能力测试采用 UPSIT(具体介绍详见第二章),分别在基线水平、运动干预后及运动干预后 4 周采集被试的嗅觉数据。

通过这 3 个时期的嗅觉数据,他们发现强迫运动组和自愿运动组间不存在显著差异,但他们在运动干预后和运动干预后 4 周的嗅觉得分均显著高于不运动组。另外,在运动干预后 4 周,不运动组被试的 UPSIT 得分非但没有提高,还低于基线水平。相比之下,运动组的 UPSIT 得分较基线水平有了轻微提高。

三、运动对嗅觉影响的脑机制

(一) 运动提高嗅球中神经生长因子的含量

运动能够促进嗅球中的神经生长因子的释放并提高突触素 I 水平。参加游泳锻炼的小鼠,他们的嗅球中的神经生长因子和突触素 I 水平,在运动干预后的 2 天、1 周、2 周和 4 周均显著高于无运动干预组(Chae et al.,2014)。神经生长因子是神经营养因子,存在于中枢神经系统和周围神经系统。神经生长因子刺激祖细胞的生长和分化,帮助它们发育成成熟的神经元。通过保护神经元免受氧化应激从而促使受损的神经组织再生。因此,嗅球中神经生长因子含量的增加对于成人大脑脑室下区中神经元的连续生成及神经元可塑性的提高至关重要。神经生长因子不仅可以促使嗅球中神经细胞的分化、生长和发育,而且还有助于增强突触可塑性。Chae 等(2014 年)的实验结果也支持这一点,运动干预结束后 4 周,不仅神经生长因子还继续保持运动干预刚结束时的水平,突触素 I 水平也同样持续保持。突触素 I 存在于轴突末端,并在调节神经递质的分泌中发挥作用,它主要通过调节突触前和突触后水泡的释放来影响突触可塑性。

(二) 运动对大脑皮层的重塑作用

借助不断发展的脑电技术,大量学者开始研究运动产生积极作用的脑机制。从脑结构角度分析,体育锻炼能够对海马和新皮层等脑区的结构产生积极影响(Köbe et al.,2016)。一些研究利用 DTI 技术,对脑白质纤维束的体积进行估计,结果发现有氧训练能够使海马体积增大 2%～16%(Erickson et al.,

2011)。此外,2006 年 Colcombe 等利用基于体素的形态学测量,在全脑水平对体素类型做判断,结果发现,6 个月的有氧训练和拉伸训练均能提升老年人大脑灰质和白质的体积,降低背侧前扣带皮层、背外侧前额叶皮层、左侧颞叶(Voss et al.,2013)和顶叶区域脑组织的流失速率。运动对脑激活水平也有促进作用。相对于运动前,运动后受试者岛叶、小脑和纹状体的活动水平显著提升(Ji et al.,2017)。运动还能增加大脑不同脑区间的功能连接。与不运动组对比,规律运动组的前额叶皮层与海马的功能连接(Burdette et al.,2010)显著增强。另外,剧烈的运动或长期的散步均能促进脑源性神经营养因子(brain derived neurotrophic factor,BDNF)的合成,脑源性神经营养因子大量存在于海马和大脑皮层等负责高级认知功能的脑区,能促进认知功能。此外,运动能够促进血管健康并增加脑血流量,在为大脑带来充足营养和能量的同时提升脑可塑性(Thomas et al.,2012)。以动物为对象的形态解剖学研究发现,相对于非运动组小鼠,运动组小鼠的脑皮层血管更加丰富,这说明运动能够促进大脑血管生成。影像学的研究也证明运动能够提升单位时间内流经大脑的血液总量(Gligoroska & Manchevska,2012)。充足的血液供给不仅提供了细胞代谢所需的能量,还带来了丰富的营养物质。丰富的营养物质是某些脑再塑相关神经递质合成的必要前体物质。因此,运动能够通过改善细胞的血流环境,使神经元高效地进行生化反应,并最终促进神经元的存活和突触连接的建立。

　　总体来说,运动对嗅觉产生积极作用的脑机制可能在于其提升了嗅觉传导路径的脑容量(如海马,海马是嗅觉的必经路径),同时运动对大脑的激活水平、不同脑区的功能连接、脑血流量、营养物质的积极作用也延缓了嗅觉衰退。虽然已有研究证实运动对嗅球的直接影响,但是运动对嗅觉的积极影响还处于起步阶段,研究深度还远远不够。未来可借助于脑电、脑图像等手段,进一步探索运动对嗅觉脑结构、传导路径等方面的影响。

第二节　嗅觉与动作的关系

一、嗅-视觉联合对动作控制的影响

(一)嗅-视觉联合影响动作控制的行为表现

　　大量研究表明,嗅觉会影响人们的行为表现,如情绪性行为、记忆力和注意力等,而且嗅觉与视觉相互作用丰富了我们的多感官体验。将嗅觉刺激与视觉刺激同时作用于受试者时,嗅觉刺激与视觉刺激一致的情境下,受试者闻到气味的概率、强度和评价等级都要显著高于两种刺激不一致的情境(Gottfried &

Dolan，2003），这说明嗅觉与视觉间存在交互作用。

同样，嗅觉与视觉的相互作用也会影响人们的动作控制。嗅觉刺激会引发与视觉匹配的抓握模式，如当人们被告知要去抓握一种物体，当他在抓握前闻到橙子气味时，他会产生与橙子大小类似的预备动作；而当他闻到樱桃的气味时，他也会做出与樱桃相应大小的抓握姿势。人们在不同嗅觉刺激条件下去抓握物体时，抓握动作的持续时间和速度会随嗅觉刺激条件变化而变化。嗅觉刺激的物体大小与视觉目标的大小不一致，会对受试者的动作产生明显的干扰作用。当嗅觉刺激为尺寸较大的物体（如橙子）而视觉目标为尺寸较小的物体（如草莓）时，手指的伸展度更大，手指抓住物体的时间更长。反之亦然。而当嗅觉刺激与视觉目标一致时，动作预备模式更精确，所需时间更短。嗅觉对动作的促进作用在动作持续时间上尤其明显，当嗅觉刺激与视觉目标一致时，动作持续时间较短，而两者不匹配时则变长。总体来说，相对于嗅-视觉不匹配或无嗅觉刺激的情况，嗅-视觉匹配的情况对物体的抓握动作速度更快、持续时间更短。以上研究说明嗅觉会影响动作的准备和计划，进而影响动作的准确性和速度。

（二）嗅-视觉联合影响动作控制的原因探析

以上研究证明，嗅觉刺激包含非常详细的动作信息，这些信息使人们在闻到嗅觉刺激时做出相应的动作计划，导致当嗅觉信息与视觉信息匹配或不匹配时的反应模式不同。学者们认为可能与以下原因有关。

第一，这个现象可能与人们的初始感知有关，在人们被告知要去抓握物体时，一旦嗅觉刺激进入大脑相应的感知区域，它就会启动与动作有关的脑区。这样的感知输入能够自动激活其相关的响应，而无须个体采取行动。这种感知具有高效和自动化的特点，因此不同的感觉输入可以同时进行并随时准备触发动作。只要抓握目标确定，就会刺激个体做出合适的抓握计划。而当抓握目标与抓握计划不一致时，就会产生干扰，所以，嗅觉刺激与视觉刺激不一致时，个体会需要更长的反应时间。另外，视觉和嗅觉刺激之间的时间整合也严重影响了动作的复杂性。当个体受到嗅觉刺激后，在 3 s 左右的时间内，他正在观察工作空间，并用视觉收集与操作对象有关的信息。当嗅觉刺激与视觉匹配时，说明嗅觉刺激成功驱动了相应的动作程序（Castiello et al.，2006），那么从制订运动计划到实际执行动作之间的时间就节省了。这也是为什么嗅-视觉刺激一致时，个体的反应时间会更短。

第二，这种现象也可以用内在认知来解释（Tipper，2010）。我们的身体与外部世界的互动方式是广泛的。身体作为我们用来在世界上行动的工具，不断受到内在世界提供的感知信息的影响，并且不断与外在世界的影响相互作用。

从视觉刺激到动作的自动转换就是这种复杂联系的一个例子。多数研究已证明观察到与动作直接匹配的视觉刺激会引起自发模仿,但是最近研究也发现其他刺激如嗅觉刺激,也可以激活动作系统(Tipper,2010),它已经被证明可以将感觉刺激转化为动作状态。但同时,对嗅觉刺激的注意会占用人们的注意资源,抑制了与动作有关信息的处理,所以嗅-视觉刺激不匹配会导致个体反应时变长。

第三,不同的动作由不同的神经群控制。不同类型的抓握力,如精确抓握和全手抓握(如以上研究提到的大小物体模式),需要不同的运动类型。根据这一理论,当嗅觉刺激与视觉刺激不匹配时,可能会引发神经元种群的冲突。嗅觉刺激引起的无关的神经元种群、动作预备等会被警告并干扰目标对象神经元种群、动作预备的激活和执行。换句话说,嗅觉刺激会在个体无意识的情况下,自发激活他们的动作反应。这种现象可能侧面说明了嗅觉刺激的图示已存在于人们的记忆中,一旦受到刺激并会触发隐性和自动化的动作编码,即嗅觉刺激记忆的存储和访问时自动的隐性的(Zucco,2003)。与其他感知觉相比,嗅觉记忆有它自己独特而独立的记忆系统(Zucco,2003),嗅觉记忆很少受间隔时间、偶然或有意记忆、追溯性干扰、干扰任务及学习策略的影响。

但是,这种嗅-视觉联合作用对动作控制的影响仅在比较复杂的动作中得以证实,因为这些动作需要较长的计划和执行时间,而对于那些自动化程度极高的动作,嗅觉刺激是否匹配则影响不大(Parma et al.,2013)。

二、嗅觉对动作的影响

嗅觉衰退与鼻周、内嗅皮层及躯体感觉皮层的萎缩有关(Segura et al.,2013),嗅觉传导路径是气味经过鼻腔到达嗅球,途经边缘系统(包括海马、杏仁核和内嗅皮层)、前额叶皮层和眶额叶皮层(具体介绍详见第二章第一节)。

这些与嗅觉相关的脑区影响运动计划、空间知觉和感觉运动集成,并且还与移动性和步态有关。事实上,Tian 等(2016 年)的研究也确实证明嗅觉与多种运动性能有关,包括活动性、平衡、精细运动能力和动手灵活性。嗅觉功能较好的老年群体,他们的动作活动性、平衡、精细运动能力和动手灵活性更强。

1. 嗅觉线索对形成动作计划和执行结果的影响

实验设置了 3 种不同嗅觉线索,并将伸手抓握动作的计划时间和动作执行时间进行分离,探讨了嗅觉线索的呈现对伸手抓握动作不同阶段的最终结果指标的影响。在该实验中,我们选取了苹果、橙子、大蒜和生姜 4 种物品作为抓握目标物,其中苹果和橙子为力量抓握的目标,大蒜和生姜为精细抓握目标(图 5-3)。嗅觉刺激分别为这 4 种物品的对应气味,在实验时由经过训练的实验者将嗅觉刺激放置于受试者两鼻孔中间大约 2 cm 处位置,并采集分析了所有受试者在不同嗅觉刺激条件下的动作反应时间、动作完成时间、手指张开最大孔径、达到手指张开最大孔径的所需时间等信息。

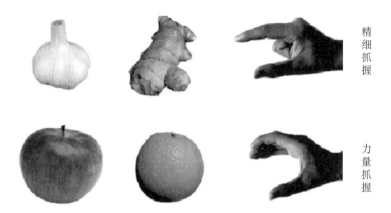

精细抓握

力量抓握

图 5-3 实验中所需抓握的物品,嗅觉线索为这些物品的气味

研究结果表明,在不同嗅觉线索下,形成伸手抓握动作的相关计划所产生的反应时间存在显著差异,而在完成动作的时间并没有差异。具体表现为当呈现小尺寸的嗅觉线索并要求被试完成力量抓握任务时,受试者的手指张开孔径会基于嗅觉线索做出相应的动作计划(即精细抓握动作),这显然比力量抓握的要求更精密。但在这种情况下,不同嗅觉条件下伸手抓握动作的计划时间存在差异,完成动作的时间并没有存在显著差异。我们认为,一方面可能是由于受试者在做出精细抓握的基础上考虑到出现力量抓握的概率;另一方面可能是由于受试者在抓握某个物体时,通常会张开大于目标尺寸的手指孔径,以确保能顺利抓握目标物。这一结果说明,嗅觉线索的提示作用只影响了伸手抓握动作的计划时间,而不会影响执行动作的完成时间。

2. 嗅觉线索对伸手抓握动作中各阶段的影响

研究结果还发现,不同嗅觉线索可以影响动作的表现主要体现在抓握过程中的前10%~40%时间段。Andres 等在一项数字对伸手抓握动作的影响研究中发现,伸手抓握动作过程的早期阶段,即前40%的完成抓握动作时间内,数字对于手指张开的空间影响最大,随后逐渐减少。我们的研究结果发现,嗅觉也主要作用于伸手抓握动作的计划过程和执行过程的早期阶段,嗅觉在抓握过程中的后半段的影响逐渐衰退。

知觉和行为关系紧密,但知觉和行为在视觉系统中存在分离现象。"两套视觉"系统观点认为,知觉的视觉和控制行为的视觉依靠不同的视觉通路。计划-控制系统认为个体的行为根据周围环境的线索形成相关的计划,但在执行阶段对行为的矫正和控制并不受周围因素的影响。根据这个理论,在行为开始之前，受试者首先根据环境中的提示线索对未来可能发生、适合目标物的行为进行选择和启动，当行为开始之后，通过实时控制并调整纠正实际的输出行为结果。Glover 等比较了受试者在"large"（大）和"small"（小）两种词语情境下抓握任务的手指张开孔径，发现在动作早期，单词的影响较大，而后期抓握手接近目标任务时效应减小。这与我们的研究结果类似，嗅觉线索所激活的影响主要作用于动作的行为计划阶段，并在一定程度上缩短了动作的完成时间。但在动作抓握晚期阶段，即执行阶段，我们通过其他高知觉的反馈调节对动作进行实时控制，使嗅觉线索对抓握动作的影响逐渐减少。

第三节 嗅觉训练促进嗅觉衰退的行为证据及脑机制

一、嗅觉训练的定义和流程

嗅觉训练是指让个体接受重复的嗅觉刺激数周，以期达到提高个体嗅觉功能的训练。

早在 1969 年，Engen 和 Bosack 发现重复的嗅觉刺激会提高婴儿的嗅觉灵敏度。在这个实验的基础上，2009 年 Hummel 等设计了嗅觉训练的基本流程，这套流程被多位学者使用，被认为是经典的嗅觉训练流程。它的基本过程是，受试者每天 2 次（建议早晨和晚上）接受 4 种嗅剂的刺激，每种嗅剂刺激 10 s，两种嗅剂刺激间隔 10 s，持续 12 周。这 4 种嗅剂分别是苯乙醇（玫瑰味）、桉树油（桉树味）、香茅醛（柠檬味）和丁香酚（丁香味）。嗅剂的选择标准参照 Henning 于 1916 年的研究，这 4 种嗅剂分别代表花香、树脂、水果和芳香。将 1 mL 的气味浸入棉垫后分别放入 50 mL 棕色玻璃瓶内，并在玻璃瓶外标注气味名称。为了确保训练有效，所有受试者被要求写训练日记，每周日在日记上记录他们对自己总体嗅觉能力的自我评估。此外，实验者在训练期间每 3 周会致电询问受试的嗅觉功能和嗅觉训练是否按要求进行。

之后，很多学者在这个经典流程上做了一些改动，主要是延长了训练周期或是同时调整了训练周期和刺激气味类型，2015 年 Altundag 等将训练周期延长至 9 个月，同时每 3 个月更换 4 种气味。除了训练周期和刺激气味有所调整外，其他流程基本保持不变。

二、嗅觉训练对嗅觉行为的影响

虽然多数研究表明，嗅觉训练对嗅觉行为表现具有改善作用，但深入分析结果会发现这种影响受很多因素影响，如受试者嗅觉障碍的原因、不同刺激嗅剂甚至测试嗅剂也会影响最终的评估效果。

针对上呼吸道感染的嗅觉丧失患者,嗅觉训练显著改善了他们的嗅觉鉴别、嗅觉辨别和嗅觉阈值。这 3 种嗅觉功能在训练前后的得分(M±SD)分别为 7.3±2.4、7.3±2.6、1.8±1.4(训练前)和 9.0±2.7、9.5±2.7、4.0±3.0(训练后)(Gellrich et al.,2017)。Hummel 等 2009 年的研究也发现了相似的结果:与没有进行嗅觉训练的受试者相比,仅在 12 周的时间内,嗅觉训练似乎会增加大约 30%的受试者的嗅觉功能;这种促进作用不仅在上呼吸道感染和特发性嗅觉丧失引起的嗅觉丧失患者中发现,头部创伤后发生功能性嗅觉丧失患者的嗅觉功能也在嗅觉训练后有明显提升。有研究还发现,嗅觉训练可提升人们的嗅觉鉴别能力还具有转移性,经过嗅觉训练的受试者不仅仅在受训嗅剂上的鉴别能力得到改善,对未受训练的嗅剂的鉴别也得到提升(Morquecho-Campos et al.,2019)。尽管多数研究发现,嗅觉训练的效果是积极的,但也有不一致的研究结果。这种可能是因为嗅觉障碍是由不同病因引起的,如对帕金森患者进行 12 周的经典嗅觉训练后,虽然训练组的 TDI 得分(嗅觉阈值、嗅觉辨别和嗅觉鉴别 3 种得分总和,详见第二章)在训练后显著高于基线水平。进一步分析数据可以发现,在所测的嗅觉功能中只有嗅觉辨别在训练后得到显著提升,嗅觉鉴别和苯乙醇阈值并未得到改善。这个结果也在 2017 年得到了 Sorokowska 等的支持,他们对嗅觉训练的效果进行了元分析发现,嗅觉训练对帕金森病患者的改善效果并不显著($Hedge\ g=0.39,95\%CI$:$-0.94\sim1.71$,$p=0.57$),当该研究分析感染后和创伤后嗅觉丧失患者的训练效果时,他们观察到非常高的效果量($Hedge\ g=1.54$;$95\%CI$:$0.93\sim2.15$;$p<0.001$)。这说明嗅觉训练的效果可能受不同病因造成的嗅觉障碍影响。也有可能受不同训练嗅剂影响。例如,2019 年 Jiang 等采用不同的嗅剂:单种苯乙醇和经典 4 种嗅剂,对头脑创伤患者进行为期 3 个月的嗅觉训练,结果发现,苯乙醇训练组的嗅觉阈值和嗅觉鉴别均显著改善,但经典嗅剂训练组的嗅觉阈值和鉴别并未发生变化。在这两种训练过程中,苯乙醇训练组要求受试者每天持续嗅闻苯乙醇两次而经典嗅剂组则每种嗅剂嗅闻 10 s。单次嗅剂每次刺激时间长于经典训练流程可能是训练效果不同的原因。

虽然存在争议,而且并非所有结果都一致,但由于操作方便、成本低廉,而且确实改善了嗅觉障碍患者的嗅觉行为表现,Sorokowska 等 2017 年的元分析也证实了这一结果,他们元分析结果显示尽管有不一致结果的研究,但是总体来讲,嗅觉训练对嗅觉鉴别、嗅觉辨别和嗅觉阈值都有积极促进作用。

三、嗅觉训练对嗅觉相关脑区的影响

1. 对嗅球的影响

(1)嗅觉训练增加嗅球受体神经元的表达。最近研究发现,只有 49%~

82%的嗅觉基因被表达，而且表达类型存在个体差异。Verbeurgt 等抽取了 26 个样本，他们发现在人类所有的嗅觉基因中，只有 25% 左右的嗅觉受体在所有样本中都表达。嗅觉训练会重复刺激嗅觉受体，使得受体的表达率增加。2014年，Abraham 等在小鼠中发现，嗅觉训练会增加嗅球中感觉神经元的输入水平。通过心理生理法和电生理法监控嗅上皮细胞，研究者们发现这种可塑性不仅在动物中得到了证明，而且在人类受试者上也得到支持（Wang et al.，2004）。反复接受嗅觉刺激可能会导致嗅觉受体神经元的再生，并增强嗅觉受体的表达。在过去的几十年中，越来越多的研究提供了大脑可以修复的证据。动物研究结果表明，这种修复不仅仅表现在行为层面，还体现在神经元的再生。先前的研究表明，嗅觉障碍患者的大脑结构发生了变化，这些患者大脑皮层的灰质和白质含量显著少于正常受试者，而这种减少可能是由缺乏感觉输入引起的。这说明嗅觉信息的表达会受到环境的影响，大多数气体会激活多个受体，甚至在不存在特定受体的情况下通过激发互补受体的表达来提高嗅觉敏感性。

（2）嗅觉训练促进嗅球中的多巴胺能神经元再生。2019 年 Marin 等以诱发嗅觉障碍的小鼠为实验对象研究嗅觉训练的影响。结果表明，嗅觉训练刺激脑室下区的细胞增殖和迁移，从而导致嗅觉功能恢复。这个结果与之前其他研究的结果一致，如简单的嗅觉体验操作（嗅觉辨别学习等）可以通过增加新生儿神经元的数量和调节成年人嗅球中间神经元的成熟和存活的方式来改变嗅球的主要神经网络（Lledo & Valley，2016）。新生儿仅仅接受 6 天的嗅觉训练就能提高新生神经元的存活率（Lledo & Valley，2016），而相反，单侧鼻孔闭塞会导致同侧嗅球神经元的凋亡率增加。另外，嗅觉刺激剥夺的外界环境抑制了嗅球中间神经元的树突生成和自旋生成，而嗅觉刺激丰富的外界环境则促进这些神经元的生成（Zhang et al.，2019）。嗅觉训练导致嗅觉功能改善及脑室下区神经元再生与嗅球中多巴胺能酪氨酸羟化酶阳性中子的数量增加有关。酪氨酸羟化酶是合成多巴胺所需的限制性酶，并且是嗅球肾小球层中成熟的多巴胺能中间神经元的标志物（Marin et al.，2017）。嗅球肾小球周围多巴胺能神经元在由嗅觉训练引起的嗅觉功能恢复中具有重要作用。有数据表明，嗅球多巴胺能神经元具有高度可塑性。在被嗅觉剥夺的动物中，多巴胺能神经元剧烈下降。同样地，鼻孔闭塞可减少嗅球中多巴胺能神经元的数量，但是在鼻孔打开后，多巴胺能神经元的数量又会重新恢复（Bastien-Dionne et al.，2010），这说明嗅觉输入和刺激会激活嗅球中多巴胺能神经元的再生，也说明了嗅球中的多巴胺能神经元具有高度可塑性。

（3）嗅觉训练扩大嗅球体积。有研究仅对受试者的单侧鼻腔进行经典嗅觉训练，结果发现不仅仅受训练那侧鼻腔的嗅球体积显著增变大，未受训练的那侧嗅球体积也出现同样趋势（Negoias et al.，2016）。

2. 嗅觉训练增强脑功能连接

嗅觉训练后,受试者的脑功能连接显著增强。Kollndorfer 等(2015 年)利用 fMRI 技术记录嗅觉网络、躯体感觉网络和岛状皮层的激活情况和脑功能连接情况。在对受试者进行为期 12 周的嗅觉训练后,受试者的嗅觉灵敏度显著提升,但是却未发现对嗅觉鉴别和嗅觉辨别的积极影响。嗅觉训练后受试者的脑功能连接显著增强,嗅觉网络、躯体感觉网络和岛状皮层的相互连接增强,嗅觉网络的脑功能连接从训练前的零连接增加到 4 个,躯体感觉网络连接增加了25%,全网络连接增加了 69%,甚至有的受试者出现了只有在嗅觉正常的受试者体内才有的功能连接。

3. 嗅觉训练增加脑皮层厚度

通过嗅觉训练,患者海马、丘脑和小脑的灰质容量增加(Gellrich et al.,2017),同样情况也出现在左颞下回、右额额下回、双侧梭状回和右内嗅皮层。Al Aïn 等 2019 年随机招募了一批受试者,并将其随机分配到嗅觉训练组和对照组,嗅觉训练组接受为期 6 周的嗅觉训练,对照组不接受嗅觉训练。为了检验嗅觉训练的结果,在嗅觉训练前后检查了所有受试者的嗅觉功能和大脑结构。结果表明,与对照组相比,嗅觉训练组不仅在嗅觉功能上显著提高,脑成像结果显示他们左颞下回、右额额下回、双侧梭状回和右内嗅皮层的皮层厚度显著增加。这些研究证明嗅觉训练增加了部分脑区的皮层厚度。

4. 嗅觉训练对其他脑区的影响

嗅觉训练显著激活了嗅觉衰退患者右背侧前扣带回及左半球的以下脑区:布罗卡区、角回区、中额回区和上额回区,而嗅觉丧失患者在嗅觉训练后仅显著激活了右上额回区(Pellegrino et al., 2019)。角回通过上纵筋膜连接至同侧额叶,语义处理过程会激活左侧角回(Fournel et al., 2017)。与角回一样,上额回与布罗卡区的连接非常密切,也参与语义处理。嗅觉训练能刺激后额上回的激活,这个脑区在解剖学上与丘脑、中央前回和额下回连在一起(Li et al.,2013)。最近的一项研究发现,让个体接受将特定气味与词汇语义特征相关联的训练 3 天,他们的上额回和角回大面积被激活,且在语义任务中的正确率显著提高,这种上升与上额回的激活呈正相关(Fournel et al., 2017)。另一项使用"是-否"嗅觉识别范式的研究表明,在嗅觉识别期间额中回、扣带回和角回被激活(Royet et al., 2011)。

总体来说,嗅觉训练或长期接受嗅觉刺激,能改变与嗅觉通路相关的大脑结构,调香师(Delon-Martin et al., 2013)和品酒师(Banks et al., 2016)的嗅觉区域比普通人的要厚。具体来讲,专业调香师的眶额叶皮层灰质容量更大,而且与从业经验呈正相关(Banks et al., 2016)。调香师在想象气味和品酒师在品尝葡萄酒时(Pazart et al., 2014),他们嗅觉加工区域(嗅皮层、眶额叶皮层和海马)的激活显著高于对照组。这些研究表明,持续的嗅觉训练和充足的经验会导致气味专家的嗅觉脑区域发生功能性和结构性重组。在具有正常嗅觉的非专业人士中,短期嗅觉训练可改善嗅觉功能,反复接触有味物质可改善嗅觉灵敏度(Dalton et al.,2002)。

从微观层面上讲,感官输入会刺激突触形成,增加神经胶质或神经元细胞的生成。从宏观层面上讲,可能会导致灰质密度或厚度增加。现代神经影像工具使我们能够测量整个大脑的大脑结构特征,如皮层厚度或灰质密度。这些方法表明,嗅觉加工区域的皮层厚度与嗅觉功能的行为表现显著相关,患有先天性嗅觉障碍或嗅觉丧失的患者脑区也与正常人有不同的结构变化。具体而言,核心嗅觉区域(如嗅皮层、眶额皮层和岛状皮层)的体积与嗅觉表现相关。此外,健康个体的嗅球体积比嗅觉障碍或嗅觉丧失的更大,在具有正常嗅觉的个体中,嗅球体积与嗅觉表现相关。

第四节　嗅觉可塑性的机制及证据

为了最大程度应对随时都有可能发生的正常或病理性改变的影响,神经系统具有功能、生化和结构改变的特性。大脑可塑性被认为是中枢神经系统发展新结构和功能重组以使其组织适应新情况的能力。感觉信息的输入在大脑的形成和重组中起重要作用。一旦设定了它们的变化范围,感觉系统就有足够的可塑性来连续地调节它们的输出,以便最大化环境和大脑之间的有用信息。通过实验改变感觉经验的数量或类型,可以对目标结构和大脑的一般功能产生深远的影响,从而迫使神经感觉元素的适应和重组。另外,感觉剥夺也是研究大脑可塑性和发育的首选方法(Coppola,2012)。哺乳动物的嗅觉途径具有固有的天然可塑性:嗅球不断从嗅上皮细胞中接收替换的嗅轴突,以及从脑室下区持续传入的新神经元。此外,嗅觉系统不仅控制着嗅觉这种基本的化学感受,也积极参与了其他功能,如学习和记忆(Deng et al.,2010)。嗅觉系统拥有大量存储信息的载体。为了更好地响应气味体验和学习,嗅觉回路具有短期和长期的突触可塑性,膜生物物理学的非突触可塑性,呈树突状复杂的形态变化及由气味体验引起的神经元新生和凋亡。根据目前的研究结果,我们从以下几个方面探讨嗅觉可塑性的脑机制及支持证据。

一、结构的可塑性

1. 嗅球

新生儿期剥夺嗅觉输入后,最显著的变化是同侧嗅球在成年后未能达到正常大小。在初生期被关闭鼻孔后30天,与对照动物相比,这些动物同侧的嗅球体积减小了25%。这种下降部分是由于外部丛状和肾小球层体积的减少,但下降最明显的是同侧嗅球的颗粒细胞层。这种皮层萎缩主要是由于颗粒细胞层中的细胞凋亡。此外,嗅球在我们的整个生命周期中似乎都是可塑性的:患有最严重的慢性鼻炎、鼻窦炎的患者往往具有较小的嗅球体积和较差的嗅觉性能。这些研究发现表明,人类的外周输入水平可能会影响嗅球和其他嗅觉过程中的细胞存活,就像它们在啮齿动物中一样(Coppola,2012)。以小鼠为受试对象的实验证明,有学习参与的嗅觉刺激能够改变嗅觉传导路径的结构,尤其是嗅球内的肾小球大小。这个实验结果同时发现,仅仅气味接触不足以增加肾小球的大小,只有学习过程的参与才会诱发嗅球内肾小球体积变大(Jones et al.,2008)。此外,这个研究通过对嗅上皮细胞水平的分析发现,嗅球内肾小球大小的变化是嗅上皮细胞内对应感觉神经元增加的结果。这个研究证明嗅球中的肾小球具有可塑性,而这种可塑性与嗅上皮细胞内感觉神经元的再生有关。

2. 前嗅核

除了嗅球之外,前嗅核也有可塑性,但是这种可塑性在不同时期的个体上效应不同。以小鼠为例,剥夺嗅觉的周期不同,其前嗅核的变化表现出不同的特征。Brown和Brunjes自小鼠出生后就剥夺了它们的嗅觉刺激,为期30天,结果发现它们的前嗅核变化较小。而将嗅觉刺激剥夺的周期延长到60天,这些小鼠同侧和对侧的前嗅核体积要显著小于健康对照组。

3. 嗅皮层

嗅觉剥夺实验说明,嗅皮层在嗅觉剥夺30天后会出现皮层萎缩,三叉神经节数量减少,这些细胞的顶端树突萌发也会减少。这些数据表明,不仅仅嗅球外周系统具有可塑性,它的中枢皮层也同样会受到外界嗅觉经验的影响。

二、神经传导过程的可塑性

1. 神经元不断更新

有假设认为,成年人脑室下区中位于纹状体和侧脑室之间边界的星形胶质细胞起着缓慢分裂神经干细胞的作用,能够产生成神经细胞前体的后代。这些成神经细胞沿着复杂的路径向嗅球前进,这种迁移路径被称为延髓迁移流。每天有超过30 000个成神经细胞离开脑室下区进行延髓迁移,它们不受放射状神经胶质细胞的引导,而是沿切线穿过特定星形胶质细胞形成的管状结构成链状迁移。从这些链分离并从延髓径向迁移到嗅球后,来自脑室下区的成年细胞会成熟并进入在它们各自的嗅球层中,有两种主要类型的嗅觉抑制中间神经元:颗粒细胞和肾小球细胞,这两种细胞类型仅在嗅球中进行短暂接触后就直接或间接地调节嗅球的投射神经元、二尖瓣和簇状细胞对感觉信息的处理。嗅球中颗粒细胞的神经再生可持续终生，丰富的嗅觉刺激环境或嗅觉学习促进神经再生，而剥夺嗅觉体验会降低嗅球神经元的存活率（Rochefort et al.，2002）。

大量研究表明，这些从延髓迁移流不断地向嗅球供应新的中间神经元（主要是颗粒细胞和肾小球细胞）依赖于活动存活并整合到功能性活动中（Lazarini et al.，2011）。这种整合取决于嗅觉环境，因此单方面嗅觉剥夺会影响这种连续的神经发生过程。实际上，剥夺气味45天会降低成年神经元在鳞茎中的存活率，降低其树突状结构化的复杂性及其脊柱密度。除细胞死亡外，嗅觉剥夺还会在延髓迁移流到达嗅球之前在迁移流中产生细胞积累，这也可能是同侧嗅球中细胞数量减少的原因。有趣的是，丰富的嗅觉刺激和嗅觉学习会产生相反的作用，他们会使新生细胞存活率的提高（Rochefort et al.，2002）。人类的嗅球大小也与嗅觉功能有关，而不断的嗅觉刺激则会促进嗅觉系统的更新。最近一项使用麻醉动物的影像学研究表明，恐惧关联学习改变了嗅觉感觉神经元轴突末端的嗅球表征（Kass et al.，2013）。通过离心输入调节突触前抑制的变化，可能诱发嗅觉感觉神经元的变化。另一项使用清醒动物的体内钙成像研究表明，嗅球内的二尖瓣细胞在接受重复嗅觉刺激时也会发生变化，但这种变化只发生在动物处于清醒状态时（Kato et al.，2012）。在这项研究中，反复接受嗅觉刺激而无联想或学习，就不会诱发嗅球内二尖瓣细胞的再生。这种再生只有在动物清醒状态下才会发生。

嗅球中的中间神经元可塑性很强，他们会不断更新换代（Mizrahi，2007），因此，它们对嗅球内神经回路的功能可塑性非常重要。嗅球中间神经元在脑室下区不断生成并供给嗅球，预计每天会更新1%左右。但是这些新生的中间神经元并非全部集成到嗅球回路中，在神经发生后的2~4周，当嗅球中形成功能性突触时，在成人中有一半左右的新生神经元凋亡，新生神经元的存亡取决于神经元活动，当神经元活动被阻断时，会导致它们的凋亡，所以嗅球也只有在一定条件下才具有可塑性。由于新生神经元持续进入嗅球，树突突触似乎更倾向于进行结构重塑并将其作为主要的重塑形式。在新生过程中，有小的突起物从树突状轴快速延伸和缩回（Sailor et al.，2016），并离开了之前的蘑菇状棘突，这种活动会发生在各个大脑区域。这些突起表明，对各个大脑环境定期探测是突触竞争的一种潜在形式。与新皮层或海马区的沉默突触（沉默突触是仅具有突触结构，在正常情况下不产生生理功能的突触，它在一定刺激下会转化为功能性突触，新皮层或海马区的沉默突触一般作为潜在功能连接的储备突触）相比，树突突触的沉默因子较少。相反，树突突触具有更广的搜索半径，可有效地与其他脑区连接较少的嗅球实现重新映射，从而募集更多的突触成员（Sailor et al.，2016）。

除嗅球外,脊椎动物的嗅上皮是神经发生率最高的区域之一,嗅觉受体神经元中存在细胞死亡和再生间的平衡。感觉剥夺导致同侧嗅觉黏膜的神经发生减少40%,继而导致嗅觉受体神经元数量的减少,最终导致嗅上皮的厚度显著变薄。

另外,主要神经元的树突形态也会因不同的嗅觉环境而产生变化。树突形态的改变会影响神经元间的连接性,有研究证明嗅球和嗅皮层主要神经元的树突形态在受到重复嗅觉刺激后会发生变化(Wilson et al.,2000)。

行为研究表明了这种终身神经元更新的重要性,新神经元的生成并整合到嗅球神经回路中与嗅觉表现高度相关(Breton-Provencher et al.,2009)。成人的外周嗅觉感觉神经元也不断更新,这些细胞的寿命较短(30～90天),使得他们极易被鼻腔内膜上皮细胞产生的嗅觉感觉神经元取代,这个过程会受到嗅觉经验的影响(Jones,2008)。嗅觉系统中不管是中枢神经系统还是外周神经系统,都有不断产生新神经元的能力,这为嗅觉系统的可塑性提供基础,也使得人们能适应不断变化的嗅觉环境。

使用无复制能力的反转录病毒感染脑室下区新产生的神经元并加以标记,可以展示新生嗅球神经元在其迁移和分化过程中的形态和电生理特性(Carleton et al.,2003)。从形态上讲,新生细胞在出生后的最初几周内变得更加复杂。颗粒细胞形成更精细的树突,延伸到球茎的外部丛状层早在2周时就完全形态成熟。相比之下,肾小球周围细胞需要约4周的时间才能发展出完整的树突状和轴突形态,成年海马细胞的成熟需要相仿的时间。从功能上讲,电压依赖性和突触连接的发育顺序在肾小球细胞和颗粒细胞中有所区别。在肾小球细胞中,电压依赖性钠电流的成熟及由此而生的新生细胞激发动作电位的能力似乎先于突触连接的出现。而在颗粒细胞中,钠电流的充分发育仅在建立突触连接后。颗粒细胞兴奋性的延迟成熟可能会阻止新生细胞插入时原有的神经回路的破坏,尽管即使成熟的颗粒细胞也缺乏轴突,这可能是由颗粒和肾小球神经元之间的形态差异所致。

新生神经元可能能够在细胞、网络和系统水平上促进成人大脑的功能。在细胞水平上,新生神经元的功能似乎很简单。但是,它们是神经元的特殊类型吗?关于新生细胞成熟的研究表明,它们的细胞功能可能至少暂时与它们对应的老细胞功能有所不同。例如,与较老的颗粒细胞相比,成年的齿状回中的年轻颗粒细胞显示出更大的突触可塑性倾向,而嗅球中的新生颗粒和肾小球周围细胞与周围的现有神经元相比,则具有明显不同的活性膜特性,并显示出更大的可塑性。成年出生的嗅球细胞还表现出对气味的不同早期基因反应。成人神经发生在细胞水平上的功能也可能取决于被新生神经元替代的细胞。

在网络水平上,新生神经元可能有助于细胞群协同活动产生的特性。在嗅球和海马中，成人神经发生最明显且重要的代表现象就是神经元活动的振荡和同步性。成年神经发生的模型说明新生细胞可能对某些功能至关重要。尽管目前尚不清楚新生细胞是通过怎样的方式和角色来影响神经网络中的变化，但我们应从指导性的角度考虑网络层次的神经发生对功能可塑性的影响。

在系统级别上，成人神经发生已在大多数工作中发挥作用。例如，嗅球在知觉和记忆中的重要作用已促使人们对成人神经发生在这些过程中的重要性产生极大的研究兴趣。尽管神经发生和认知过程之间还有很长的距离，但我们相信成年神经发生对大脑可塑性产生重大影响(Lledo et al.，2006)。

2. 突触的可塑性

一般认为，突触可塑性是神经系统存储信息的机制。化学突触传递是动态的，既反映了最近的突触活动，又反映了某些历史突触的活动模式。电突触也可以通过经验来调节。在嗅觉系统中，短期的突触可塑性同时发生在嗅球和嗅皮层中，它们根据最近的输入模式来调整反应模式。这种短期突触可塑性对适应反复或长期刺激以及处理零碎的、不可预期的嗅觉刺激时所做的感官微调非常重要。突触的短期变化可能与嗅球回路对气味的动态编码有关。嗅球回路对嗅觉刺激给予反应的时间模式和空间模式(Spors et al.，2002)在非常短暂的刺激过程中都发生了变化，表明局部回路的动态重塑可能与突触效能的变化有关。长期突触可塑性在嗅觉系统中也很明显。最近的体外研究表明，嗅觉受体神经元至突触细胞突触在高频激活后可以长时程增强。在气味编码或记忆中，长时程增强在这种突触中的确切作用尚不清楚；然而，它可以改变肾小球内兴奋和抑制的平衡，以增强之前激活的肾小球突触细胞的输出。

突触可通过经验和外界刺激进行不断修正，因而具有高可塑性，它可以解释细胞和亚细胞水平的学习和记忆。相反，结构可塑性局限性相对较多，它往往只发生在大脑发育过程中，并局限出生后特定的几个关键期，而在成年人中几个结构可塑性较强。嗅球是少数几个具有结构可塑性的大脑区域之一。在嗅球中，成人神经会不断更新两个神经元群体：肾小球神经元和颗粒细胞神经元(Whitman et al.，2009)，这种特性使嗅球能够在保持稳定功能的同时又具有高度结构可塑性。成年人颗粒细胞神经元的再生已经被多种方法所证实，组织学、生理学、体外和体内成像方法的使用从多个方面论证了这一观点。

3. 神经化学的可塑性

动物的嗅觉剥夺实验说明了嗅觉系统的神经化学可塑性，最有名的就是嗅觉剥夺造成同侧嗅球中肾小球神经元中多巴胺合成的下调。多巴胺含量下降非常显著而且在多个研究中结果惊人的一致，所以酪氨酸羟化酶表达(多巴胺合成的限速酶)目前被用作嗅觉感觉是否完整输入到嗅球的指标。对前嗅核神经化学分析结果显示，破坏嗅球的正常传入活动会影响前嗅核中钙结合蛋白的表达。受影响最大的元素是位于前嗅核鼻翼部位中的钙结合蛋白 D-28k 免疫阳性细胞。对嗅觉刺激诱发的前嗅核神经元反应的分析表明，同侧鼻腔输入的剥夺在很大程度上增强了对侧气味刺激的反应(Kikuta et al.，2008)。

嗅觉剥夺也会影响嗅球中神经营养因子、神经调节剂及其受体。在嗅觉剥夺后，嗅球中的神经营养素脑源性神经营养因子水平呈现先升后降的趋势，某些早期基因表达也出现减少的现象。以上研究说明了外在嗅觉刺激变化对嗅球及神经化学的影响。

4.电生理过程的可塑性

除神经解剖学和神经化学修饰外，嗅觉剥夺还降低了电生理和代谢神经活动，也抑制了蛋白质的合成。电生理学研究表明，嗅觉被剥夺侧嗅球内的二尖瓣细胞和簇状细胞的自发性和气味诱导的电生理活动均降低。近几年 Aylwin等的一项研究表明，早期嗅觉剥夺虽然会增加嗅球嗅觉对嗅觉刺激的敏感性，但会降低活动间的时间同步性。嗅觉剥夺实验还证明了星形胶质细胞也具有可塑性。已有研究证明，肾小球中的神经元及星形胶质间隙连接的功能状态均受感觉输入的控制(Roux et al.，2011)。Saar 及其同事 Barkai 发现，嗅觉辨别学习后，嗅皮层锥体细胞的兴奋性增加。而且，这种学习会诱发嗅皮层锥体细胞内在特性的变化，会促进之后嗅觉辨别的学习。

所有这些数据表明，外在的嗅觉环境对嗅球以及嗅觉系统影响很大。另外，不但嗅觉内部的神经回路可以调节嗅球中嗅觉信息的向调节和处理，离心系统也在这些过程中具有至关重要的作用。虽然 5-羟色胺素能、去甲肾上腺素能和胆碱能传递途径似乎与嗅球毫不相干，但有研究发现这些途径也具有高度可塑性，他们也受外在嗅觉刺激的影响。有研究发现，在嗅觉剥夺 60 天后，同侧和对侧嗅球的去甲肾上腺素能活性较高，5-羟色胺素能活性较低。这意味着嗅觉剥夺不仅直接影响主要的嗅觉途径，而且还影响其他脑中枢，如蓝斑核或缝核。

本章参考文献

BANKS S J，SREENIVASAN K R，WEINTRAUB D M，et al.，2016. Structural and functional MRI differences in master sommeliers：a pilot study on expertise in the brain [J]. Front. Hum. Neurosci.，(10)：414.

BASTIEN-DIONNE P O，DAVID L S，PARENT A，et al.，2010. Role of sensory activity on chemospecific populations of interneurons in the adult olfactory bulb [J]. J Comp. Neurol.，(518)：1847-1861.

BURDETTE J H，LAURIENTI P J，ESPELAND M A，et al.，2010. Using network science to evaluate exercise-associated brain changes in older adults[J]. Frontiers in Aging Neuroscience，(2)：23.

CARLETON A, PETREANU L T, LANSFORD R, et al., 2003. Becoming a new neuron in the adult olfactory bulb[J]. Nat. Neurosci, 6(5): 507-518.

CASTIELLE U, 1996. Grasping a fruit: selection for action[J]. J. Exp. Psychol. Hum. Percept. Perform., (22), 582-603.

CHAE C H, JUNG S L, AN S H, et al., 2014. Swimming exercise stimulates neurogenesis in the subventricular zone via increase in synapsin I and nerve growth factor levels[J]. Biology of Sport, 31(4): 309-314.

COPPOLA D M, 2012. Studies of olfactory system neural plasticity: the contribution of the unilateral naris occlusion technique[J]. Neural Plast, 351752.

DALTON P, DOOLITTLE N, BRESLIN P A S, 2002. Gender-specific induction of enhanced sensitivity to odors[J]. Nat. Neurosci., 5(3): 199-202.

DENG W, AIMONE J B, GAGE F H, 2010. New neurons and new memories: how does adult hippocampal neurogenesis affect learning and memory? [J]. Nat Rev Neurosci, 11(5): 339-350.

ERICKSON K I, MICHELLE W V, SHAURYA P R, et al., 2011. Exercise training increases size of hippocampus and improves memory[J]. Proceedings of the National Academy of Sciences of the United States of America, 108(7): 3017-3022.

FORNARO M, PATRICIA G, 2010. Current Nosology of Treatment Resistant Depression: A Controversy Resistant to Revision[J]. Clinical Practice and Epidemiology in Mental Health, 6(6):20-24.

FOURNEL A, SEZILLE C, LICON C C, et al., 2017. Learning to name smells increases activity in heteromodal semantic areas[J]. Hum Brain Mapp., 38(12):5958-5969.

FUSI S, ABBOTT L F, 2007. Limits on the memory storage capacity of bounded synapses [J]. Nat. Neurosci, (10): 485-493.

GELLRICH J, HAN P, MANESSE C, et al., 2017. Brain volume changes in hyposmic patients before and after olfactory training[J]. The Laryngoscope, 128(7): 1531-1536.

GLIGOROSKA J P, MANCHEVSKA S, 2012. The effect of physical activity on cognition-physiological mechanisms[J]. Materia Socio-Medica, 24(3): 198-202.

GOTTFRIED J A, DOLAN R J, 2003. The nose smells what the eye sees: crossmodal visual facilitation of human olfactory perception[J]. Neuron, 39(2): 375-386.

HERZ R S, ENGEN T, 1996. Odor memory: review and analysis[J]. Psychon Bull Rev, 3(3): 300-313.

HOU Y P, 2019. Partial depletion of dopaminergic neurons in the substantia nigra impairs olfaction and alters neural activity in the olfactory bulb[J]. Sci Rep, (9):254.

JI L, ZHANG H, POTTER G G, et al., 2017. Multiple neuroimaging measures for examining exercise-induced neuroplasticity in older adults: A quasi-experimental study [J]. Frontiers in Aging Neuroscience, (9): 102.

JONES S V, CHOI D C, DAVIS M, et al., 2008. Learning-dependent structural plasticity in the adult olfactory pathway[J]. J Neurosci, 28(49): 13106-13111.

KASS M D, ROSENTHAL M C, POTTACKAL J, et al., 2013. Fear learning enhances neuralresponses to threat-predictive sensory stimuli[J]. Science, 342(6164): 1389-1392.

KATO H K, CHU M W, ISAACSON J S, et al., 2012. Dynamic sensory representationsin the olfactory bulb: modulation by wakefulness and experience[J]. Neuron, 76(5): 962-975.

KIKUTA S, KASHIWADANI H, MORI K, 2008. Compensatory rapid switching of binasal inputs in the olfactory cortex[J]. J Neurosci, 28(46): 11989-11997.

KöBE T, WITTE A V, SCHNELLE A, et al., 2015. Combined omega-3 fatty acids, aerobic exercise and cognitive stimulation prevents decline in gray matter volume of the frontal, parietal and cingulate cortex in patients with mild cognitive impairment[J]. NeuroImage, (131): 226-238.

LAZARNI F, LLEDO P M, 2011. Is adult neurogenesis essential for olfaction? [J] Trends Neurosci., (34):20-30.

LI W, QIN W, LIU H G, et al., 2013. Subregions of the human superior frontal gyrus and their connections[J]. Neuroimage, (78): 46-58.

LLEDO P M, VALLEY M, 2016. Adult olfactory bulb neurogenesis[J]. Cold Spring Harb Perspect Biol, 8(8): a018945.

MARIN C, SARALAXE, LANGDON C, et al., 2017. Olfactory function in an excitotoxic model for secondary neuronal degeneration: role of dopaminergic interneurons[J]. Neuroscience, 364(19):28-44.

MIZRACHI A, 2007. Dendritic development and plasticity of adult-born neurons in the mouse olfactory bulb[J]. Nat. Neurosci., (10): 444-452.

MORQUECHO-CAMPOS P, LARSSON M, BOESVELDT S, et al., 2019. Achieving olfactory expertise: training for transfer in odor identification[J]. Chemical Senses, 1-7.

NEGOIAS S, PIETSCH K, HUMMEL T, 2017. Changes in olfactory bulb volume following lateralized olfactory training[J]. Brain Imaging Behav, 11(4): 998-1005.

PARMA V, BULGHERONI M, TIRINDELLI R, et al., 2013. Body odors promote automatic imitation in autism[J]. Biol Psychiatry, 74(3): 220-226.

PAZART L, COMTE A, MAGNIN E, et al., 2014. An fMRI study on the influence of sommeliers' expertise on the integration of flavor[J]. Front Behav Neurosci, (8): 358.

PELLEGRINO R, HAN P, REITHER N, et al., 2019. Effectiveness of olfactory training on different severities of posttraumatic loss of smell[J]. The Laryngoscope, 129(8): 1737-1743.

ROCHEFORT C, GHEUSI G, VINCENT J D, et al., 2002. Enriched odor exposure increases the number of newborn neurons in the adult olfactory bulb and improves odor memory[J]. J. Neurosci., (22): 2679-2689.

ROUX L, BENCHENANE K, ROTHSTEIN J D, et al., 2011. Plasticity of astroglial networks in olfactory glomeruli[J]. Proc Natl Acad Sci USA, 108(8): 18442-18446.

ROYET J P, MORIN-AUDEBRAND L, CERF-DUCASTEL, et al., 2011. True and false recognition memories of odors induce distinct neural signatures [J]. Front Hum Neurosci, (5): 65.

SAILOR K A, VALLEY M T, WIECHERT M T, et al., 2016. Persistent structural plasticity optimizes sensory information processing in the olfactory bulb[J]. Neuron, 91 (2): 384-396.

SEGURA B, BAGGIO H C, SOLANA E, et al., 2013. Neuroanatomical correlates of olfactory loss in normal aged subjects[J]. Behav Brain Res., (246):148-153.

SPORS H, GRINVALD A, 2002. Spatio-temporal dynamics of odor representations in the mammalian olfactory bulb[J]. Neuron, 34(2): 301-15.

THOMAS A G, DENNIS A, BANDETTINI P A, et al., 2012. The effects of aerobic activity on brain structure[J]. Frontiers in Psychology, (3): 86.

TIAN Q, RESNICK S M, BILGEL M, et al., 2017. β-amyloid burden predicts lower extremity performance decline in cognitively unimpaired older adults[J]. J Gerontol A Biol Sci Med Sci, 72(5): 716-723.

TIPPER S P, 2010. From observation to action simulation: the role of attention, eye-gaze, emotion, and body state[J]. Q J Exp Psychol (Hove), 63(11): 2081-2105.

VOSS M W, VIVAR C, KRAMER A F, et al., 2013. Bridging animal and human models of exercise induced brain plasticity[J]. Trends in Cognitive Sciences, 17(10): 525-544.

WANG L, CHEN L, JACOB T, 2004. Evidence for peripheral plasticity in human odour response[J]. J Physiol, 554(1): 236-244.

WHITMAN M C, GREER C A, 2009. Adult neurogenesis and the olfactory system [J]. Prog Neurobiol, 89(2): 162-175.

WILSON D A, 2000. Comparison of odor receptive field plasticity in the rat olfactory bulb and anterior piriform cortex[J]. J. Neurophysiol., (84): 3036-3042.

ZUCCO G M, 2003. Anomalies in cognition: olfactory memory[J]. Eur. Psychol., (3): 77-86.

第六章

运动改善神经退行性疾病的证据

第一节 运动改善神经退行性疾病的理论依据

从柏拉图在《理想国》中表示体育运动有助于塑造良好公民开始,运动就开始受到大众的关注和重视。它不仅帮助人们保持健康,同时也可以促进情绪的积极体验,提高大脑的认知功能。目前在运动的相关研究中,有很多研究者都围绕运动大脑产生作用的相关机制进行。内啡肽和脑源性神经营养因子的释放离不开运动,而脑源性神经营养因子是运动改善大脑结构和功能中极为重要的因素之一。随着社会的发展和人们生活水平的不断提高,人口老龄化是社会发展的必然趋势。根据中国人民健康保险股份有限公司、中国社会科学院人口与劳动经济研究所和社会科学文献出版社共同发布的《大健康产业蓝皮书:中国大健康产业发展报告(2018)》预测,2050 年我国 60 岁以上老年人口数量将达到 4.83 亿人,80 岁及以上老年人口将达到 1.09 亿人。人口老龄化问题不断加剧,老年人的健康水平受到了极大的重视,其中中年过渡到老年的关键时期也尤为重要。2018 年,美国体力活动指导方针咨询委员会发布了科学报告,指出体育活动是改善公共卫生的最佳选择。在《2018 年上海市全民健身发展报告》中提到 19～29 岁、50～59 岁、60 岁及以上的市民是上海市经常参与体育锻炼的主要人群。但是,50 岁以上的市民身体素养明显低于 50 岁以下的市民,这和人体各方面机能的衰老退化有很大关系,怎样维持好中老年人群的健康已成为具有极大社会价值的研究话题。2019 年,国务院办公厅印发了《关于促进全民健身和体育消费推动体育产业高质量发展的意见》,推动体医融合,以开展体育运动的手段来辅助健康指导。通过发展老年人运动,从根源上提升中老年人的身体健康,延缓机体衰老的速度,改善认知水平和精神状态,是应对人口老龄化问题的重要举措之一。

适度的运动有利于大脑可塑性的发展,原因可能包括以下几个。

(1)增强 c-Fos 及 Wnt3 基因的表达,并抑制糖原合酶 $Kinase-3\beta$ 的表达。

(2)提高星形胶质细胞中胶质细胞原纤维酸性蛋白水平并降低 S100B

水平。

（3）增加血脑屏障的完整性。

（4）增加脑源性神经营养因子以及原肌球蛋白受体激酶 B。

（5）增强糖原水平。

（6）促进 MCT2 蛋白的常态化表达。

运动可以及时对人类的大脑做出反应。每一次运动，人体内的神经递质量会增加，如多巴胺、5-羟色胺、肾上腺素等。运动可以对大脑产生一定的保护作用，前额叶皮层和海马会容易受到神经退行性疾病和老化的影响造成正常认知的退化，所以拥有强壮的前额叶皮层和海马回有利于延缓疾病对人体产生实际的不良影响。近年来的研究结果发现，人在进入老年后，大脑的可塑性会下降，而运动能够延缓老年人脑可塑性的下降，并且提高一些重要的身体激素和神经化学物质的水平，促进大脑细胞之间的练习，刺激神经元的生长。2011年，Carro 等利用 MRI 扫描老年人大脑结构发现，长期进行锻炼的老年人前额叶、额叶和顶叶的灰质和白质体积增大。改善大脑的血管网络也是运动的好处之一，人体在运动的过程中，身体内血流量增加，大脑的血流量也会随之增加，此时血管内皮生长因子（vascular endothelial growth factor, VEGF）的特异性分子增加，促进生成海马内的心血管。2003 年，柯小剑等发现每周散步 5 天，每天 30 min 左右，10 周以后高血压患者的收缩压可以降低 10 mmHg，舒张压可以降低 5 mmHg，这对于改善血管内皮的功能和预防动脉粥样硬化有很大的好处。规律性运动能够降低因衰老而引起身体机能受损、心血管疾病、阿尔茨海默病和帕金森病等的风险。

不仅是对身体健康，运动还可以改善中老年人的认知功能，缓解与年龄增长有关的脑容量变少和神经退化（McKee et al., 2014）。中枢神经系统维持各项生理活动，需要供应较高的能量，当能量的代谢异常时，神经元会发生变性等较多病理上的改变。除了葡萄糖可以供能以外，无氧酵解产生的乳酸也是保证神经元活动的重要来源，和大脑的学习、记忆等活动有着紧密的联系。从乳酸代谢的角度来看，将阿尔茨海默病模型的小鼠和同月龄的野生型小鼠进行对比，实验组进行了 8 周的规律游泳耐力运动，结果小鼠脑内皮层和海马区的脑组织匀浆蛋白（MCT1、MCT2、MCT4）表达增强，并促进了脑内乳酸等物质的代谢，为神经系统提供了能量，增强了神经元的兴奋性和递质的传递，从而提高了学习、记忆和空间认知等功能（高文涛等，2017）。

在预防阿尔茨海默病、帕金森病、亨廷顿病等神经退行性疾病的方法中，运动对于神经退化的具体保护作用尚不完善，研究者为了研究运动阻止神经元细胞变性的机制，测试了运动人群和非运动人群的 SIRT2 基因表达发现，没有加入特异性抑制剂时，运动组的表达量高于非运动组；加入特异性抑制剂之后，两组基因表达的数量均降低,但是非运动组幅度较大。由此发现,运动可以提高 SIRT2 基因的量,并且可以在一定程度上解除特异性抑制剂对该基因的抑制。SIRT2 基因可以通过乙酰化释放一定物质从而激活细胞的自噬,而阿尔茨海默病、帕金森病和亨廷顿病等神经退行性疾病开始都会伴随有特殊蛋白聚集体。它们一般不容易被降解并且数量较多,而自噬作为唯一可以降解变性蛋白的方法,能够促进清除聚集起来的具有毒性、难以死亡的蛋白。所以,SIRT2 的激活程度越高,细胞自噬的能力相应越强大,越有利于消除突变的蛋白质,这也可能是运动干预治疗神经退行性疾病的潜在机制。此外,运动可以减少标志物在纹状体上的表达(如钙结合蛋白、神经元特异性烯化酶和胶质纤维酸性蛋白),从而诱发一定的氧化应激,调控具有抗氧化基因的调节序列,起到抗氧化的作用。同时,长期运动情况下机体内的细胞色素 C 的释放会减少,过氧化物酶体增殖活化的受体辅助活化因子的程度会下降,从而减少线粒体的损伤。

对于老年人群来说,运动可以引起血管和心脏的适应性变化,进而保护心血管系统,降低因心血管疾病死亡的概率(Opondo et al.,2015),改善中枢神经系统的血管结构和代谢过程,促进神经形成和突出的可塑性(Paillard et al.,2015)。这些变化对于大脑处理抗氧化信息,促进毛细血管增长,提高脑灌注水平有重要意义(Rad ak et al.,2016),这也就是通过增加运动干预防止血管疾病及神经退行性病变的重要原因。

运动可以改善神经退行性疾病患者的认知能力、精神状态,提高患者的日常生活能力,它不同于药物治疗,在合理安排计划的情况下,是改善和延缓患者运动障碍和认知衰退的有效方法之一,具有成本低、风险低的特点,值得在临床辅助治疗中进行推广。

第二节 运动改善阿尔茨海默病的实证研究及潜在机制

一、现状

阿尔茨海默病的病理表现为大脑皮层的萎缩,伴有 β-淀粉样蛋白的沉积和老年斑的形成及神经原纤维缠结和大量神经元丢失。据报道,每年阿尔茨海默病新发患者人群中高龄老年人可占 10%～20%,其中 33% 的患者卧床不起。在一项前瞻性观察研究中评估了 1 740 名 65 岁以上老年人参与不同体育活动的频率,经过 6 年的随访,其中 158 名患阿尔茨海默病,每周锻炼超过 3 次的人群比少于 3 次的人相比,被诊断为阿尔茨海默病的概率低 34%(Larson et al.,2006)。另外,在一项对 2 257 名身体良好、年龄分布在 70～93 岁的老年男性群体的调查中发现,每天的步行速度和距离与 4 年后被评估为阿尔茨海默病的概率相关（Abbott et al.，2004）。

不少研究者根据运动对大脑的积极影响推测出，运动治疗阿尔茨海默病的可能。经过长期、大量的实验研究，运动被认为可以在一定程度上改善阿尔茨海默病的患病情况，但是仍有部分的研究报告并不能充分支持体育活动和阿尔茨海默病之间存在着这样的关系。尤其是针对老年阿尔茨海默病患者，研究者们都会面临着巨大的挑战。一般而言，老年患者通过自我报告运动情况来确定其所接受的体育锻炼水平，但是由于身体机能老化而伴随着记忆力衰退，自身健康水平下降和各项功能受限等众多问题，无法完全符合实际情况进行记录。并且部分研究者没有考虑到非运动的身体活动对于个体日常能量消耗的作用，而忽略了它对于体力的影响。及时对老年人的日常活动和能力消耗进行了追踪记录，也无法将每天身体活动的总量进行量化。因此，了解运动改善阿尔茨海默病的研究现状和可能存在的机制，具有十分重要的临床意义。

二、运动改善阿尔茨海默病的实证研究

在药物治疗阿尔茨海默病的局面难以有新的突破性进展时，人们纷纷将目光投向了一系列非药物治疗的作用上。运动作为一种方便易行的方式，其对于阿尔茨海默病的预防作用及认知改善作用近年来得到大量的综述性研究和实证研究的认可，并在实践中得以验证。

（一）运动对阿尔茨海默病的预防作用

记忆减退是阿尔茨海默病患者最主要的症状表现，包括对已有长时记忆信息的不断丧失及难以将新近信息转换为长时记忆。众所周知，海马是记忆中枢，已经证实海马的神经发生失调是以记忆为主的老化过程中认知障碍的主要机制。因此，如何通过干预海马神经减少成为预防阿尔茨海默病的一大重要途径，运动在这一预防机制中也起到了相应的作用。Ma 等 2017 年发表的研究表明，运动可以通过增加星形胶质细胞的增殖及增强某些递质、生长因子或者神经营养因子的分泌来调节整体神经源性的动态平衡，这对于理解运动干预对于人体中海马神经生长的时间窗口对推迟或者终止大脑退化有重要作用。通常来说，健康人群长时间运动会带来一系列的行为效益，如记忆、注意及执行功能的显著上升。规律的运动使得患阿尔茨海默病的风险显著下降，Smith 等在2010 年发表的前瞻性研究发现，比起那些不积极参与运动的人群来说，坚持规律运动的人群患痴呆相关疾病的风险明显更低。

以我国传统养身锻炼项目八段锦健身运动为例，八段锦能够活络血液，并且难度低，有研究者发现进行 6 个月的八段锦运动的轻度认知功能损害老年患者的精神状态、认知功能有了明显的改善，记忆力也有所提高，并且 tau 蛋白及

β-淀粉样蛋白 1～42 的水平也有了明显的改善。这两种物质和阿尔茨海默病的发生有着密切的联系,两项指标的水平在一定程度上反映了发生阿尔茨海默病的风险,β-淀粉样蛋白在神经元外沉积形成的老年斑和 tau 蛋白过度磷酸化形成的神经原纤维缠结是导致阿尔茨海默病神经元死亡最主要的两个因素,也是阿尔茨海默病的主要病理特征。他们的水平控制较好说明,八段锦运动可以降低轻度认知功能损害的患者发生阿尔茨海默病的概率(林秋,2017)。已有的研究表明,轻度认知功能损害的患者脑脊液中 tau 蛋白的浓度明显增加,β-淀粉样蛋白浓度明显降低。血管性阿尔茨海默病患者比正常人群的脑脊液磷酸化和总的 tau 蛋白浓度都有明显的增加。研究者通过 6 个月的健身气功和八段锦的干预发现,两种水平均明显低于对照组患者,说明运动干预延缓了脑脊液中 β-淀粉样蛋白在神经元周围的沉淀,减轻了神经元的毒性作用,并保护了神经元(孙建平等,2015)。

通过运动,尤其是长期规律的运动可以有效促进海马的神经发生,从而对个体的学习记忆等认知能力衰退起到积极的预防作用。因此,健康个体积极地参与到运动中去,这对于他们患发神经退行性疾病是一种有效的预防途径。

(二) 运动对阿尔茨海默病的认知改善作用

轻度认知功能损害的老年患者是阿尔茨海默病疾病发展的早期阶段,其临床表现主要是记忆障碍和抽象辨别能力受损。利用药物可以改善甚至逆转轻度认知功能损害发展为阿尔茨海默病的情况。Sachdev 等 2012 年的研究表明如果没有任何干预手段任由其自行发展,每年轻度认知功能损害的患者发展为阿尔茨海默病患者的可能性将达到 10%～15%,是正常老年人患阿尔茨海默病可能性的 10 倍。因此,对轻度认知功能损害的患者进行早期干预至关重要,但是长期的药物治疗效果不明确并且存在潜在的副作用,更多的研究开始围绕非药物干预治疗手段,饮食干预、认知干预、运动干预等。如前面内容所述,适当负荷的运动可以减缓衰老,提高阿尔茨海默病患者的认知能力和精神状态,改善身体病例指标。目前,轻度认知功能损害的非药物干预大多是运动干预,有临床研究结果显示,医生可以将每周 2 次的定期运动锻炼纳入轻度认知功能损害的患者的整体治疗中(Petersen et al.,2017)。其中,有氧运动如跑步、步行、游泳等对于患者的认知功能有十分明显的积极影响,并且对于记忆力也十分重要(Guure et al.,2017)。而抗阻运动如重力训练、机械阻力训练等对于患者的执行功能起到了促进作用(Song et al.,2018)。太极拳、气功等在身体活动的同时要求保持集中的注意力、控制呼吸,对于提高患者的平衡能力、柔韧性等身体素质有重要作用,并且有助于改善患者的认知功能(周香莲等,2018)。但是,不论是有氧运动还是抗阻训练等,对于运动干预的类型、频率和持续时间等都有着不同的要求,具体的运动指导方案见第七章。

大量的综述性文章和随机对照试验对运动改善阿尔茨海默病群体的认知表现进行研究。2014年,Hanna等发表了一篇关于运动对患有轻度认知损害的老年群体的综述,他们分析了22项关于这一问题的随机对照试验,结果发现运动对于整体认知、执行功能、注意及延迟回忆等认知功能有积极影响。当涉及具体的运动项目时,研究发现有氧运动与无氧运动对于阿尔茨海默病患者的认知改善均有着积极的意义。Lidia等于2010年基于无氧运动改善阿尔茨海默病认知功能的试点研究发现,相较于控制组,运动组在6周的运动后,受试者的持续注意力、视觉注意和工作记忆都有显著改善,而控制组受试者的这些能力出现了进一步的下降。与此同时,Vidoni等2017年发表的研究通过26周的有氧运动与简单拉伸运动的随机对照试验发现,相比于拉伸组受试者的记忆显著下降,有氧组受试者的记忆能力则显著增强且MRI图像显示其海马体积也增加,这说明有氧运动对阿尔茨海默病患者的认知有积极作用。

三、运动改善阿尔茨海默病的潜在机制

阿尔茨海默病患者的康复治疗主要围绕认知能力、精神状态和日常生活能力进行。其中,认知能力主要通过阿尔茨海默病认知功能评定量表进行评估。有氧运动可以通过延缓大脑特定区域的脑萎缩进而提高阿尔茨海默病患者的认知能力。例如,每天至少30 min的轻快步行和上下肢力量训练、平衡训练的阿尔茨海默病患者,经过16周后再次进行认知功能评定,其得分比普通患者有了非常明显的提高(Vreugdenhil et al., 2012)。坚持6个月进行每周4次每次30 min的步行的阿尔茨海默病患者精神状态明显好于普通患者(Venturelli et al., 2011)。日常生活能力主要通过阿尔茨海默病日常生活能力量表进行评估。随着阿尔茨海默病患者认知和身体机能的逐步降低,对于患者自身的日常生活护理就需要格外关注。有氧运动能够提高阿尔茨海默病患者的日常生活能力(常春红等,2015),减少他人护理的负担。从最基础的生活方式来看,通过运动,阿尔茨海默病患者从一个地方移动到另一个地方的能力有所提高,这就意味着患者可以自己从床上移动到椅子上。

阿尔茨海默病通常会引起患者认知、运动和行为方面出现不可逆的异常和障碍。药物只能在初期较好地改善患者的认知功能和精神状态,但是随着阿尔茨海默病患者认知功能的持续性衰退,药物治疗显示出了一定局限性,另外找到一种可以预防、缓解阿尔茨海默病的干预方法尤为重要。体育运动可以促进人体血液循环系统,临床研究发现经常运动的人群其患心血管疾病的概率和致死率大大降低,原因是运动使得器官的血流量和血管生成、再生被改善,大脑的微血管网络和心血管的功能有了极大的增强。运动还可以增强神经再生的能

力,提高突触的可塑性,降低阿尔茨海默病的患病风险。血管危险因素可能是阿尔茨海默病发病的决定因素之一,它会增加血管的氧化应激和毛细血管功能障碍。阿尔茨海默病患者和转基因阿尔茨海默病小鼠都具有较高的血管细胞淀粉样蛋白沉积,并且缺少线粒体 DNA 且结构异常,核糖核酸氧化和脂质过氧化增加,因此血管的氧化损伤可能是阿尔茨海默病病例症状出现的原因之一(Schrag et al.,2013)。

在正常的有氧运动中,人们的大脑会持续产生 ROS,并且不同类型的神经元能够保持不同正常水平的 ROS 含量,从而维持正常的代谢功能。ROS可以作用于氧化还原反应中的细胞,避免出现氧化性损伤和神经系统的退行性病变(Cervellati et al.,2014)。运动通过神经营养因子刺激大脑微血管网络的循环,减少氧化性损伤,并且通过脑啡肽酶和蛋白酶体促进蛋白质的降解。有研究发现,运动可以调节 ROS 的含量,刺激脑源性神经营养因子,从而改善神经功能,减少大脑氧化损伤(Rad ak et al.,2013)。由此可见,运动能够让大脑保持抗氧化状态,从而起到缓解阿尔茨海默病症状的效果,而大脑中的抗氧化酶受诸多因素影响,如运动的类型、强度、持续时间、运动者的年龄和性别等。

随着年龄的增长,人体会出现一定免疫功能失调的现象,即免疫老化,T 细胞功能衰减,先天免疫功能改变,这使得老年人更容易患阿尔茨海默病等(Badowski et al.,2014)。运动通常被认为可以增强身体的免疫功能。例如,心动过缓或者亚极量运动时,心脏速率和血压会明显降低,这是交感神经活动减弱引起的。运动可以通过诱导 β_2-肾上腺素能受体的减少来影响人体的免疫系统功能。阿尔茨海默病患者通过规律的运动,可以缓解大脑存在的炎症,减轻阿尔茨海默病的症状。高强度的运动减少大脑炎症的可能机制是激活了下丘脑-垂体-肾上腺通路,糖皮质激素的产生抑制了免疫反应,从而起到了缓解炎症的效果。中等强度的运动减少炎症可能是因为白细胞的浸润和核因子的活化(Sandberg & Patil,2014)。机体的老化会加速促炎性细胞的增长速率,降低抗炎性细胞的增长,这也是阿尔茨海默病的老年发病率和病情会随着年龄增长而增高的原因。阿尔茨海默病患者通过运动能够产生一定的抗炎因子,减少促炎性细胞的循环生长,缓解大脑炎症,达到改善症状的效果。通过运动增强身体的免疫功能不只体现在 β_2-肾上腺素能受体和糖皮质激素等物质的变化上,触发和激活免疫反应的Ⅰ型和Ⅱ型细胞因子之间的平衡转变会受到运动的影响,从而增强免疫系统的功能(LaVoy & Bosch,2013)。

运动可以降低大脑中可溶性 β-淀粉样蛋白聚集成不可溶物质的速率,延缓淀粉性蛋白斑块沉积和认知功能的降低(Hutting & Ruder,2013)。阿尔茨海默病患者大脑的一个重要标志是代谢能力降低,认知功能降低。β-淀粉样蛋白肽所形成的老年斑和细胞中过度磷酸化的微管相关蛋白 tau 蛋白形成的神经原纤维缠结是阿尔茨海默病的主要病理学特征(Izco et al.，2014)。淀粉样前体蛋白不断水解产生 β-淀粉样蛋白肽，当水解发生异常时会使大量 β-淀粉样蛋白肽聚集形成老年斑，运动可以调节淀粉样前体蛋白，降低 tau 蛋白的磷酸化，减少 β-淀粉样蛋白沉积，从而缓解阿尔茨海默病病情(Miloevi et al.，2012)。此外，阿尔茨海默病患者的大脑糖代谢率降低和基底前脑区的胆碱能神经递质减少，这会导致乙酰胆碱的合成、储存和释放衰减(Li et al.，2014)。有氧运动是增加乙酰胆碱储备的有效办法之一，不同强度和时间的运动，均可以引起大脑乙酰胆碱的增加。在机体正常的老化过程中，钙结合蛋白的 mRNA 含量趋于稳定，但是阿尔茨海默病患者大脑中的 mRNA 含量则有显著减少的趋势，这会使得钙结合蛋白的表达减少，从而引起钙离子浓度的上升。钙离子会影响大脑的功能，过高的钙离子浓度可引起细胞结构改变，刺激 tau 蛋白进一步磷酸化，造成细胞受损，最终引起和推动阿尔茨海默病的发展。运动可以降低钙结合蛋白变性的概率，促进其表达的增加，改善阿尔茨海默病患者的病情(Harald et al.，2014)。

每天体力活动超过 1 h 的老年人比少于 1 h 的老年人的认知功能下降的风险低，而携带 ApoE4 等位基因的人群每天的体力活动少于 1 h，其患阿尔茨海默病的风险会增加 13.7 倍。规律的适度运动可以预防阿尔茨海默病，高水平的运动可以将阿尔茨海默病的发病率减少一半，运动的频率和老年人的认知功能水平呈正相关，适当的运动可以防止老年人认知功能的下降，这对阿尔茨海默病患者的病情可以起到减轻的效果。在动物身上，长期的跑台运动可以提高小鼠的认知功能，减少小鼠大脑的淀粉样蛋白沉积，降低海马中的 β-淀粉样蛋白含量，并且主动进行跑台运动的小鼠学习和记忆能力都比控制组高。

总之，运动的持续时间越长，阿尔茨海默病对于正常老年人认知损伤的风险随之越低。在动物身上，有氧运动增加了动物的神经营养因子和血管内皮生长因子的水平，同时减少了致病蛋白质的聚集，调节了神经炎症，抑制了神经元功能障碍。适当的有氧运动和认知训练干预在不同程度上能够改善早、中期老年痴呆症患者的精神状态和认知功能。由此可见，运动对于预防和缓解阿尔茨海默病来说具有十分重要的研究意义。

四、展望

阿尔茨海默病患者的仍然需要针对症状采取主要的药物治疗，但是也要认识到药物治疗的弊端，尤其是药物治疗对阿尔茨海默病晚期患者的治疗效果不理想。随着大众对于运动的认识逐步提高，体医结合的观念加强，通过运动干预辅助治疗阿尔茨海默病的方案值得更加深入的探索，具有更大的推广意义，根据不同阿尔茨海默病患者的情况制订私人化运动处方的应用也具有很大的发展空间。

第三节　运动改善帕金森病的实证研究及潜在机制

一、现状

每年的 4 月 11 日是"世界帕金森病日",帕金森病同样作为一种常见的神经退行性疾病,具有进行性、多发性和起病隐秘的特点,行动迟缓、肌强直、静止性震颤和姿势不稳定是主要的症状。其生理学上体现为黑质中多巴胺能神经元细胞的死亡,黑质纹状体通路的退化。帕金森病患者早期接受药物治疗尚可,但是晚期对药物治疗的抵抗变强,需要持续加大剂量才能维持效果。美国神经病学学会质量标准分会为认为,便捷且快速的疾病康复管理和个性化功能训练指导是必须要在治疗帕金森病过程中考虑的,不仅要改善帕金森病患者的运动功能障碍,而且要保证患者的安全和疗效。但是,还没有完全成熟的方法可以预防或者推迟帕金森病的患病情况,它作为一种进行性的、无法治愈的神经系统疾病,主要的治疗目标是控制运动性和非运动性症状,减少机体功能上的障碍,改善症状。而缓解帕金森病患者运动功能障碍较为有效的方法可以考虑运动治疗。有研究发现,给一组患者实施常规的药物治疗,另一组在常规药物治疗的基础上,增加运动治疗,如平衡运动、主动运动和被动运动,观察帕金森病患者的临床效果。结果显示,有运动治疗的患者治疗有效率为96.2%,而只有药物治疗的患者有效率仅为 73.1%,存在极为显著的差异,并且前者在运动功能、日常生活能力和运动并发症的评分上有明显的好转,而治疗前这两组是不存在差异的(杨雪霞,2014)。这一结果说明对帕金森病患者实施运动治疗可以有效地提高治疗的效果,缓解其运动方面的临床障碍,促进机体运动功能的恢复。因此,指导帕金森病患者适当地参与各种运动活动,活动四肢关节,有助于其运动功能的恢复,提高生活质量,值得临床广泛推广和应用。

二、运动改善帕金森病的实证研究

当下对于帕金森病的治疗体系中,药物治疗虽然是第一手段,但是仍然无法有效地对其进行治疗。以运动为主的物理治疗在理论和临床上均被作为一种高度推荐的补充手段用于帕金森病的治疗。通过对目前运动手段治疗帕金森病的国内外成果的梳理,我们发现,运动的主要作用体现在以下几个方面:

（一）运动对帕金森病的预防作用

"防患于未然"这句中国古人所总结出来的智慧经验，千百年来为我们在做很多事情前提供了一种可行的思想方法指导。同样，这句话所表达出来的预防不好事物的发生的思想近年来在疾病的医治上得到广泛的认同与实践。

运动作为一种保持和促进人体健康的重要手段，其在预防疾病发生中的作用具有重要的地位。参加体育运动的人群的健康水平及对疾病的免疫能力不同程度地高于那些久坐不动的人群已经成为共识，并且在科学研究中也得到了验证。同样，在帕金森病中，运动不仅是作为一种非药物治疗的手段去对运动症状或非运动症状进行康复训练，也可以作为一种预防手段。1992 年，Sasco等首次提出运动对帕金森疾病的积极作用，他们的研究发现参与体育运动的男性患帕金森病的风险降低，这一结果在随后的二十多年不断得到扩展证实。大量的研究结果表明，即便是参与一般强度的体育活动，如休闲、职业活动、家务活动等都可以降低帕金森病的风险。并且随着体育活动的强度不断提高，患帕金森病的风险不断降低。例如，Lahue 等在 2016 年对超过 20 万人进行了问卷调查，他们发现参与中到重度体育活动的个体患帕金森病的风险比起那些久坐不动的人群要低 40%，高强度运动可以降低男性患帕金森病的概率达 60%。

（二）运动对帕金森疾病在运动症状上的作用

运动症状作为帕金森病的主要临床表现，在临床治疗上也是将其作为力图改善的首要目标。通过运动手段改善帕金森病的运动症状，主要体现在动作迟缓、步态不稳及平衡与转向能力这几项困扰患者的运动症状上。

1. 动作迟缓

对于帕金森病患者来说，肌张力的下降使其对肢体的控制能力大打折扣，从而在行为举止及行走等许多需要肌肉参与的活动中的表现能力不断下降，最直观的表现就是其行动不断迟缓。因此，通过力量运动改善帕金森病患者的肌肉状况是提升其运动能力的主要手段与目的。2015 年，Dibble 等通过 12 周，每周 3 次的高强度股四头肌训练，表明其对于患者的肌肉力量、动作迟缓及生活质量有了显著地改善。Ni 等 2016 年发表的研究也证实了通过 3 个月，每周 2 次的基于力量的高速耐力训练可以有效降低上肢与下肢的动作迟缓，并且可以增加轻度到中度帕金森病患者的肌肉力量，进而改善其生活质量与身体状况。因此，通过实证研究的结果证实，力量运动作为一种非药物治疗帕金森病运动症状的手段，在改善患者因肌张力下降带来的动作迟缓这一主要运动症状是可行且值得推广实施的。

2. 姿势不稳定

在帕金森病患者的日常表现中,其走路时的步态常常表现为往前倾倒,从而使其走路姿势难以稳定,跌倒风险大幅升高,给自己和家人造成极大的不便,生活质量受到很大的影响。运动改善这一症状的主要手段是通过跑步机训练来体现的,因为在跑步机上进行步态训练可以有效地通过抓握、绳带固定等方法防治患者跌倒,并有效地改善患者的步速、步幅等行走指标。Mak 等 2017 年发表的研究表明,通过 4 周的跑步机训练,患者的行走速度、步长及支撑时间都得到了有效改善。进一步来说,行走这一机能与肌肉水平之间存在明显的相互关系,因此将改善步态能力与肌肉能力相结合,将更加有利于帕金森病患者的运动症状的改善。

3. 平衡与转向能力

假如亲身接触过帕金森病患者的话,尤其是和他们在一张桌子上吃过饭,那么一定会对他们夹菜时手部难以维持平衡而不停地抖动导致进食困难的场景有印象。确实,这种场面往往也是帕金森病患者社交焦虑的重要原因。同时,帕金森病患者在身体的转向或者转弯时也会遇到极大的困难,并且在这一过程中还会伴有很大的跌倒风险。因此,从这几个方面我们就不难看出这一运动症状的改善对于帕金森病患者来说不仅意味着生理上的病痛缓解,也对其心理压力的舒缓有着积极作用。

大量的研究表明,通过运动手段对患者的平衡与转向能力进行专项训练之后,患者的这一能力不仅有显著改善,还对其前庭整合能力、预防跌倒所可能导致的死亡等有积极的作用。同时,还应该注意到的是,针对帕金森病患者进行跑步机等专项训练比起传统的慢跑等项目更有效。

(三) 运动对帕金森病在非运动症状上的作用

运动干预不仅对于帕金森病的运动症状具有改善作用,对于认知缺陷、情绪问题及睡眠障碍等常见的非运动症状也具有积极的作用,并且得到了统计结果的支持。

1. 认知缺陷

在帕金森病患者中,认知缺陷这一非运动症状是最为常见的。这一症状的发展对于本就遭受运动症状折磨的患者来说无疑是雪上加霜,同时对于家庭来说,需要投入的精力与金钱就更加巨大。同样,对于认知缺陷也缺乏有效的药物治疗,跑步机运动、舞蹈等运动手段作为一种替代补充方式已经显现出来它对于帕金森病患者认知功能的改善作用。Cruise 等 2017 年发表的研究表明,有氧运动通过对前额叶皮层及额叶与顶叶间的横束的作用使得帕金森病患者的执行功能得到改善,从而改善其思维、判断、计划、问题解决等一系列认知功能。其他诸如舞蹈及跑步机等专项训练会对大脑的不同脑区产生特定的激活效果，从而对不同的认知功能起到积极作用，这一观点得到了影像学的研究支持。

2. 情绪问题

由动作迟缓、姿势不稳等运动症状所造成的帕金森病患者在日常生活中所表现出来的窘迫情形，对他们的心理是一种巨大的考验，他们需要忍受旁人异样的眼光和自我施加的压力。他们会因此害怕参与社交活动或者与他人见面而将自己隔绝起来，逐渐将情绪内部化，由此而形成抑郁、焦虑等情绪上的困扰，对患者及其家人等都造成不小的负担。抗抑郁与抗焦虑药物虽说具有显著的改善作用，但其带来的副作用对帕金森病患者也造成了其他的负担。大量的研究表明，有氧运动是一种能有效减轻焦虑与抑郁的途径。有氧运动与力量运动都是减轻抑郁和焦虑水平的有效方式，与药物治疗相比，16周的运动在治疗抑郁症上同样有效。Sacheli等于2018年发表的fMRI研究表明，习惯性的有氧运动可以增强帕金森病患者腹侧纹状体的活动，这一发现提示运动可能参与了中脑边缘系统的激活，导致奖赏预期能力增强，从而有助于情绪的改善。

运动改善情绪问题的关键点还在于其通过对运动症状的改善，使得患者对其外部形象的主观体验得到积极改善，从而对自我的积极认识不断提升，进而达到情绪的好转。

3. 睡眠障碍

Frazzitta等2015年发表的数据表明，帕金森病患者存在睡眠障碍的概率为40%～80%，睡眠障碍也是帕金森病常见的非运动症状之一。经历过失眠的人都能够体会到那种辗转反侧难以睡着时的无奈与痛苦，而对于帕金森病患者来说，失眠仅仅是他们遭受的睡眠障碍之一，其他常见的睡眠障碍包括还有日间嗜睡、下肢不宁综合征及夜间活动等。运动干预作为一种非药物治疗方式，对于睡眠障碍的改善作用已经得到了广泛的证实，通过6个月的肌肉力量训练、协调训练和有氧运动后的轻中度帕金森病患者的睡眠质量得到了明显的改善（Nascimentoet al.，2014），而Paula等的研究发现12周的有氧训练和抗阻训练能有效改善患者的生活质量和运动功能及睡眠质量。但是，运动对于失眠、过度嗜睡等具体的睡眠障碍问题并没有得到明确的解释。

（四）运动对于药物治疗的辅助作用

药物治疗与非药物治疗相结合比起任何一种单一的治疗方式的效果无疑是更好的。将药物治疗辅之以运动干预，不仅可以促进药物治疗的效果，对于减少药物不良反应也有积极作用。例如，左旋多巴是治疗帕金森病患者运动症状的主要药物，然而长期服用左旋多巴会出现会使患者疲劳、运动起伏及不自主的运动等不良反应，这是患者和医务人员都不愿看到的。Speck等2019年发表的研究发现,运动作为辅助手段,通过纹状体多巴胺信号的正常化,在不影响左旋多巴的抗帕金森病效应的情况下,部分的阻止左旋多巴诱发运动障碍的发展,减轻药物不良反应,提高左旋多巴的疗效。因此,运动可以提高帕金森病运动症状的药物疗效,二者的结合是一种切实可行的途径。

三、运动改善帕金森病的潜在机制

帕金森病患者康复首先以尽可能推迟药物治疗或减轻药量为目标,通过运动干预和日常生活训练等方法改善其运动功能。运动可以提高肌肉力量和运动能力,提高帕金森病患者的肢体活动水平,明显改善患者的运动功能,减少跌倒,同时影响运动相关脑区的结构和功能,如运动皮层、纹状体、小脑等,与多巴胺系统的神经保护作用和神经可塑性机制有关(Mehrholz et al.,2016)。在早期病程中,患者的日常活动并未受到严重的影响,残存的神经元仍然可以合成具有代偿功能的多巴胺,此时采用运动干预,可以推迟药物治疗。帕金森病患者的步态异常,速度缓慢,步长变短,摆动频率减小,行走的启动和变换有困难,这可能是因为患者的黑质-纹状体-皮层环路上的运动功能有缺陷,引起前扣带皮层和背外侧前额叶等皮层的功能增强而造成的代偿。目前,临床上通过视-听觉等多感觉刺激的方式训练改善患者的步态,这种外部感官刺激能够激活方位定向和执行控制的神经网络,辅助患者提高动作的效率。通过强制运动训练的方法,能够显著提高帕金森病患者在帕金森综合评分量表中的评分,而随意运动并不能达到这样的效果(Griffin et al.,2011)。

帕金森病患者的情绪障碍、认知功能障碍和睡眠障碍等非运动性障碍可能和其下丘脑、边缘区的多巴胺功能紊乱有关联(Reynolds et al.,2016)。通过运动,患者的多巴胺能和谷氨酸能神经的信息传递受到了调节,从而降低了基底神经节的兴奋性,改善了这些非运动症状的表现(Lahue et al.,2016)。经过8周有氧运动的患者通过增加多巴胺的释放和受体表达,增强了多巴胺的信号,从而可改善机体对姿势的控制(Fisher et al.,2013)。在动物身上,接受6周跑台训练的小鼠和不运动的小鼠相比,黑质致密部的多巴胺合成增加,多巴胺神经元的抑制减少(Foley & Fleshner,2008)。除了多巴胺,运动对于非多巴胺能神经递质也起到了一定作用(5-羟色胺、去甲肾上腺素等),它们和抑郁、焦虑、睡眠有关系。接受10周游泳训练的帕金森病小鼠海马中的5-羟色胺、去甲肾上腺素明显提高(He et al.,2012)。功率自行车的训练可以降低5-羟色胺水平,改善抑郁。帕金森病患者的认知功能障碍和睡眠障碍一般对于多巴胺治疗没有效果,可能需要通过非多巴胺能调控,并且患者的焦虑和递质的功能障碍有关,如去甲肾上腺素和5-羟色胺代谢的异常,其代谢快于多巴胺的消耗(Reynolds et al.,2016)。

运动对帕金森病患者认知功能的积极影响可能是因为一方面有氧运动可以作用于非多巴胺能系统，改善早期的非运动症状。另一方面运动促进了生长因子的释放和血管的再生，增加了脑灌注水平。健康老年人在接受1年的规律有氧运动后，额颞叶白质纤维的连接增加，短时记忆变好，这可能和脑源性神经营养因子和生长因子的表达增加有关。脑源性神经营养因子可以调节突触的可塑性，影响认知功能。跑台训练的小鼠纹状体和海马处的脑源性神经营养因子水平提高，注意缺陷症状有明显的改善，病情得到延缓。影像学结果发现，帕金森病患者的背外侧前额叶功能障碍会导致注意缺陷和转移困难。高强度的有氧运动提高了老年人的执行功能和空间记忆，减缓认知功能下降的速率。参加了6个月的有氧运动训练的健康老年人比未参加运动的老年人相比，大脑灰质和白质的体积有增大，尤其是和执行功能相关的前额叶皮质区。渐进性抗阻训练一方面改善帕金森病患者的力量等身体机能，另一方面可以通过促进神经驱动和中枢神经改变来提高运动能力。影像学研究发现，抗阻训练促进了皮层和基地神经节的功能可塑性，但是具体的机制并不明确。

帕金森病患者的另一种常见障碍是睡眠障碍，患者容易失眠、白天异常嗜睡、快速眼动期睡眠障碍等。睡眠障碍会加重情绪和认知障碍的水平，这也可能和帕金森病本身的神经退行性改变有关。帕金森病患者从脑干损伤开始到特定的核团受损，最终导致参与睡眠的神经递质发生改变出现异常。运动干预可以改善帕金森病患者的睡眠质量，但是目前并没有统一的结论阐释运动对于帕金森病睡眠障碍的潜在作用机制。

四、展望

众多研究表明，运动训练对于帕金森病患者的病状有较好的治疗效果，能够保护和修复神经，进而改善帕金森病患者的非运动症状。但是，目前关于运动改善帕金森病的研究主要以大量的动物实验研究为主，临床大样本、高质量的研究较少。并且，随着对帕金森病非运动症状的病因和临床表现的关注，寻找合理、有效的干预手段是必不可少的，早期运动的方式、强度、持续长度和干预介入的时间对于帕金森病的影响也不足够明确，需要进一步更细致的探究。

第四节　运动改善其他神经退行性疾病的实证研究

一、肌萎缩侧索硬化

肌萎缩侧索硬化表现为运动神经元退行性病变，这是一种致死性运动神经退行性疾病。随着对肌萎缩侧索硬化研究的深入，研究者们逐步开始关注动态的运动干预相对传统的静止维持疗法之间的区别。骨骼肌中富含肌酸,它可以增加横纹肌对钙的敏感性,同时肌酸被认为具有一定抗氧化活性。随着机体的衰老,骨骼肌和肌萎缩侧索硬化中的肌酸浓度降低会诱发运动功能的衰退和抗氧化作用的降低,从而引起结构上的改变。传统的肌萎缩侧索硬化治疗观点认为,应当保持患者的肌肉力量,减少过度活动造成的损伤。但是 Spector 等认为,低强度的持续运动可以用于很多神经肌病的干预治疗中。通过增加弱势肌肉中线粒体的含量,增强肌肉血流量和力量,同时注意肌肉耐力的发展,能够避免肩周炎、骨骼肌痛等并发症的出现。有研究者对肌萎缩侧索硬化老年患者进行 3 个月低强度的持续训练,测试其肌力、机体功能、疲劳及生活质量,测量结果均好于不运动组,持续的低强度运动对于患者的肌无力、疲劳和生活质量起到了积极影响(Drory et al.,2001)。同时,运动可以增加神经肌肉的协调性、减少运动疲劳的发生,肌萎缩侧索硬化晚期的症状是由肌肉挛缩引起的疼痛,规律的柔韧性训练可以减轻肌肉强直的情况。

二、多发性硬化

多发性硬化患者表现出来的有氧运动能力和肌肉力量的衰减,会使其身体发生功能上的障碍和降低其生活质量的下降。在过去,多发性硬化患者通常被认为不适宜运动,因为运动造成的体温升高会加重病情,并且运动会消耗能量使机体疲劳。但是,现在越来越多的研究发现,体育运动和身体活动对多发性硬化的益处很多。在一项元分析研究中发现,身体活动可以延缓多发性硬化的病程(Lai et al.,2017),并且运动对多发性硬化患者的有氧体适能、肌肉、疲劳、抑郁、步态、平衡、认知等都有重要的影响。同时,运动能够延缓多发性硬化的发病,并且已经有患有轻度或中度神经功能障碍的多发性硬化患者接受了运动干预的治疗。

(一)有氧运动对多发性硬化患者的影响

有氧运动可以增强个体的心肺功能,改善肌肉的代谢情况,促进大脑皮层神经的稳定性和中枢神经系统之间的协调性。1994 年,Gappmaier 等对 13 名多发性硬化患者进行了蹬车运动干预,13 名多发性硬化患者在专业人员的指导下进行了每周 3 次的运动,持续 15 周后发现,其最大摄氧量(maximal oxygen consumption,VO_{2max})增长了 21%。Kileff 和 Ashburn 的蹬车试验也发现,患者的肌肉耐力、有氧氧化能力和抗疲能力都有了明显改善。Van den Berg 等在 2006 年组织多发性硬化患者进行了 4 周的跑台训练,每周 3 次,每次 30 min,训练强度为 55%~85%HRmax,此研究发现患者的行走速度和耐力有了明显的提高,但是疲劳方面没有显著的变化。Schulz 等认为,适当强度和内容的有氧运动对多发性硬化患者的生活质量有促进作用，同时对于机体的内分泌系统、心血管系统、免疫系统等都有不同水平的改善效果。通过有氧运动对多发性硬化患者的干预效果可见，多发性硬化患者可以接受一定有氧运动，改善生理和心理的健康水平。

（二）力量练习对多发性硬化患者的影响

多发性硬化患者的肌纤维中，慢肌纤维较少，各类肌纤维的体积较小，酶活性低，这可能是造成患者运动能力弱的原因之一。力量训练可以强化肌肉的代谢能力，2006 年 Taylor 等将训练内容根据上下肢进行划分，让多发性硬化患者进行为期 4 周的力量训练发现，患者的上下肢力量和行走速度都有所增长。力量练习对于多发性硬化患者的促进程度是因人而异的。Fisher 等于 2000 年为 16 名多发性硬化患者制订了 16 周、每周 3 次的个人运动处方后，发现患者的上下肢力量增长了 42%～75%，有氧运动能力提高了 16%。

另外，组合运动训练方式也可以对多发性硬化患者起到更丰富的积极影响。2007 年，Bjarn ad ottir 等将多发性硬化患者分为训练组和控制组进行 5 周的运动干预，训练组每周 3 次，每次进行 1 h 包括有氧、力量和牵拉运动。其中包括 3 min 的准备活动，强度是峰值耗氧量的 33%，接着进行 15～20 min 的有氧运动，强度是峰值耗氧量的 55%，之后进行力量训练，练习涉及上下肢、背、腹和胸的主要肌群，最后是 5 min 的牵拉和放松训练。控制组每天只进行超过 20 min 的身体活动，每周 2 次。结果发现，训练组的峰值耗氧量提高了 14.7%，最大负荷增加了 18.2%，无氧阈值提高了 27.3%。Romberg 等 2004 年在 26 周运动干预后发现，有氧运动和力量训练的组合促进了 91 名多发性硬化患者的行走能力和肌肉力量，但是训练后的峰值耗氧量有很大的差异。由此，运动组合的训练方式确实提高了多发性硬化患者的机能，但是相同的训练强度可能会因个体差异产生不同的影响。

运动作为神经退行性疾病的干预手段，在有专家拟定计划、现场指导的情况下具有安全、有效的治疗效果，对于疾病的预防、临床阶段和康复期都有积极的意义。由于运动方式的多种多样，每种方式的侧重点也有所区别，所以干预效果也不尽相同。应对患者采取多种运动方式科学组合的综合干预方案，达到最佳的运动干预效果。鉴于目前神经退行性疾病的患者多为中老年人，要充分考虑到运动方式的选择是否适合及强度、时间等问题，这些都将是未来需要着重研究的方向。

本章参考文献

常春红，王蔚，朱奕，等，2015. 有氧训练对阿尔茨海默病的干预作用研究[J]. 中国康复医学杂志，30(11)：1131-1134.

高文涛，徐小莹，杜志强，等，2017. 规律运动影响 AD 模型小鼠脑内单羧酸转运蛋白表达并改善认知功能[J].神经解剖学杂志，33(4)：390-396.

林秋，2017. 八段锦健身运动在老年轻度认知功能障碍患者中的应用效果及认知功能改善情况[J]. 中国老年学杂志，(14)：3558-3560.

孙建平，唐伟，王久武，2015. 运动干预对轻度认知障碍患者认知水平和脑脊液相关指标的影响[J].陕西医学杂志，(10)：1388-1390.

杨雪霞，2014.运动治疗改善帕金森病患者运动障碍的效果分析[J]. 中国医药指南，(25)：224-225.

周香莲，周媛媛，王丽娜，等，2018. 老年性轻度认知功能障碍患者运动干预策略的研究进展[J].中国全科医学，21(12)：1408-1412.

ABBOTT R D，WHITE L R，ROSS G W，et al.，2004. Walking and dementia in physically capable men[J]. JAMA，292(12)：1447-1453.

BADOWSKI M，SHULTZ C L，EASON Y，et al.，2014. The Influence of Intrinsic and Extrinsic Factors on Immune System Aging [J]. Immunobiology，219(6)：482-485.

CERVELLATI C，ROMANI A，SERIPA D，et al.，2014. Oxidative balance，homocysteine，and uric acid levels in older patients with Late Onset Alzheimer's Disease or Vascular Dementia[J]. Journal of the Neurological Sciences，337(1-2)：156-161.

DRORY V E，GOLTSMAN E，REZNIK J G，et al.，2001. Tne value of muscle exercise in patients with amyotrophie lateral sclerosis[J]. J Neurol Sci，191 (1-2)：133-137.

FISHER B E，LI Q Z，NACCA A，et al.，2013. Treadmill exercise elevates striatal dopamine D2 receptor binding potential in patients with early Parkinson's disease [J]. Neuroreport，24(10)：509-514.

FOLEY T E，FLESHNER M，2008. Neuroplasticity of Dopamine Circuits After Exercise：Implications for Central Fatigue[J]. NeuroMolecular Medicine，10(2)：67-80.

GRIFFIN H J，GREENLAW R，LIMOUSIN P，et al.，2011. The effect of real and virtual visual cues on wakling in Parkinson's disease[J]. J Neurol，258(6)：991-1000.

GUURE C B，IBRAHIM N A，ADAM M B，et al.，2017. Impact of Physical Activity on Cognitive Decline，Dementia，and Its Subtypes：meta-Analysis of Prospective Studies [J]. BioMed Research International，(2017)：1-13.

HARALD S，WESSELING C，KOVACS G G，2014. Loss of Calbindin immunoreactivity in the dentate gyrus distinguishes Alzheimer's disease from other neurodegenerative dementias[J]. Neurosci Lett，(566)：137-141.

HE S B，TANG W G，KAO X L，et al.，2012. Exercise Intervention May Prevent Depression[J]. International Journal of Sports Medicine，33(7)：525-530.

HUTTING K，RUDER B，2013. Beneficial effects of physical exercise on neuroplasticity and cognition[J]. Neurosci Biobehav R，37(9Pt B)：2243-2257.

IZCO M，MARTíNEZ P，CORRALES A，et al.，2014. Changes in the brain and plasma Aβ peptide levels with age and its relationship with cognitive impairment in the APPswe/

PS1dE9 mouse model of Alzheimer's disease[J]. Neuroscience，(263)：269-279.

LAHUE S C, COMELLA C L, TANNER C M, 2016. The best medicine? The influence of physical activity and inactivity on Parkinson's disease[J]. Movement Disorders，31 (10):1444-1454

LAI B, YOUNG H J, BICKEL C S, et al., 2017. Current trends inexercise intervention research, technology, and behavioral change strategies for people with disability: A scoping review. Am J Phys Med Rehabil.，96(10)：748-761.

LARSON E B, WANG L, BOWEN J D, et al., 2006. Exercise is associated with reduced risk for incident dementia among persons 65 years of age or older. Ann Intern Med，144 (2)：73-81.

LAVOY E C, BOSCH J ALOWDER, T W, et al., 2013. Acute aerobic exercise in humans increases cytokine expression in CD27 but not $CD27^+$ $CD8^+$ T-cells [J]. Brain Behav and Immun, 27(1)：54-62.

LI H, JIN G, 2014. Upregulation of Lhx8 increase VAChT expression and ACh release in neuronal cell line SHSY5Y [J]. Neurosci Lett，(559)：184-188.

MCKEE A C, DANESHVAR D H, ALVAREZ V E, et al., 2014. The neuropathology of sport[J]. Acta Neuropathologica, 127(1)：29-51.

MEHRHOLZ J, KUGLER J, STORCH A S, et al., 2016. Treadmill training for patients with Parkinson Disease. An abridged version of a Cochrane Review[J]. European journal of physical and rehabilitation medicine，52(5)：704-713.

MILOEVI N J, PETROVI D, SEDMAK G, et al., 2012. Human fetal tau protein isoform: Possibilities for Alzheimer's disease treatment [J]. Int J Biochem Cell Biol, 44(8)：1290-1294.

NASCIMENTO C M C, AYAN C, CANCELA J M, et al., 2014. Effect of a multimodal exercise program on sleep disturbances and instrumental activities of daily living performance on Parkinson's and Alzheimer's disease patients [J]. Geriatrics & Gerontology International，14(2)：259-266.

OPONDO M A, SARMA S, LEVINE B D, 2015. The cardiovascular physiology of sports and exercise[J]. Clin Sports Med，34(3)：391-404.

PAILLARD T, ROLLAND Y, BARRETO P S, 2015. Protective effects of physical exercise in Alzheimer's disease and Parkinson's disease: a narrative review[J]. J Clin Neurol，1 (3)：212-219.

PETERSEN R C, LOPEZ O, MELISSA J, et al., 2018. Practice guideline update summary: Mild cognitive impairment[J]. Neurology，(10)：1212.

RADAK Z, MARTON O, 2013. The complex role of physical exercise and reactive oxygen species on brain[J]. JSHS, 2(2)：87-93.

Radak Z, Suzuki K, Higuchi M, et al., 2016. Physical exercise, reactive oxygen species and neuroprotection[J]. Free Radical Biology and Medicine, 98(2)：187-196.

REYNOLDS G O, OTTO M W, ELLIS T D, et al., 2016. The Therapeutic Potential of

Exercise to Improve Mood, Cognition, and Sleep in Parkinson's Disease[J]. Movement Disorders, 31(1):23-38.

SANDBERG M, PATIL J, D'ANGELO B, et al., 2014. NRF2-regulation in brain health and disease: Implication of cerebral inflammation [J]. Neuropharmacology, (79): 298-306.

SCHRAG M, MUELLER C, ZABEL M, et al., 2013. Oxidative stress in blood in Alzheimer's disease and mild cognitive impairment: A meta-analysis[J]. Neurobiology of Disease, (59): 100-110.

SONG D, YU D S F, LI P W C, et al., 2018. The effectiveness of physical exercise on cognitive and psychological outcomes in individuals with mild cognitive impairment: A systematic review and meta-analysis[J]. International Journal of Nursing Studies, (79): 155-164.

VENTURELLI M, SCARSINI R, SCHENA F, 2011. Six-Month Walking Program Changes Cognitive and ADL Performance in Patients With Alzheimer. American Journal of Alzheimer's Disease and Other Dementias®, 26(5): 381-388.

VREGDENHIL A, CANNELL J, DAVIES A, et al., 2012. A community-based exercise programme to improve functional ability in people with Alzheimer's disease: a randomized controlled trial[J]. Scandinavian Journal of Caring Sciences, 26(1):12-19.

第七章

运动干预神经退行性疾病的指导方案

第一节 运动指导方案的基本要素

2018 年,美国运动医学会发布的《ACSM 运动测试与运动处方指南》(第 10 版)认为,运动指导方案的六大要素为运动频率(frequency)、运动强度(intensity)、运动类型(type)、运动时间(time)、运动量(volume)和进阶(progression),又称 FITT-VP(六个要素的英文首字母组成)。

(一) 运动频率

运动频率是指一项运动被从事的次数。不同的运动人群、不同的运动项目及从事运动的目的等都会影响运动频率。例如,运动员人群的运动频率常常会是一天多次,而普通群众则会以每周几次进行衡量;再如,对于心肺耐力运动,一般来说每周内进行 3 次较为合适,而对于灵活性运动则是可以随时进行简单的拉伸等;带有不同的目的进行运动,其运动频率也会不同,如以竞技比赛为目的运动,其运动频率会根据日期进行相应调整,而以日常健身为目的的运动,则又与之不同。

(二) 运动强度

运动强度是指完成运动的速度或者完成一项运动所需要的付出努力的大小程度。对于运动强度的区分,根据相对性可分为绝对强度运动与相对强度运动;根据程度层次又可分为低强度运动、中等强度运动及高强度运动。

1. 绝对强度运动与相对强度运动

绝对强度运动是由正在进行的运动的速度所决定的,并不考虑个人的生理能力。例如,在有氧运动中,绝对强度运动通常表现为能量消耗的速度(如每千克每分消耗的氧气量),或者在某些活动中就仅仅表现为速度(如 1 h 慢跑 5 km),以及生理反应强度(如心率)。在阻力运动中,绝对强度则常常被表示为举起或移动的重量。

相对强度运动则会考虑或调整个体的运动能力。例如,对于有氧运动,相

对强度表示为个体 VO_{2max} 或 VO_2 储备的百分比,或者是表示为个体测量或估计的最大心率值。另外,也可以表现为个体在的运动时所感觉到的强度指数(如 $0\sim10$)。

2. 低强度运动、中等强度运动及高强度运动

低强度运动(low-intensity exercise)又可以看作是休闲体育活动,其目的主要在于通过日常生活中相比于静止休息状态而从事的一种运动,并不会造成生理上的负担,散步是典型的低强度运动。

中等强度运动(moderate-intensity exercise)是指在绝对范围内,以休息强度的 $3\sim5.9$ 倍进行的运动。在 $0\sim10$ 分的个体运动能力评分范围内,中等强度运动常常会被评为 5 分或 6 分。

高强度运动(vigorous-intensity exercise)是指在绝对范围内,成年人以休息强度的 6 倍或者以上,儿童与青少年以 7 倍或以上进行的运动。同样的,在 $0\sim10$ 分的个体运动能力评分范围内,高强度运动的评分常常为 7 分或 8 分。

(三) 运动类型

2010 年,WHO 在其发布的《关于有益健康的身体活动全球建设》中将运动分为 4 个主要大类:有氧运动、力量运动、柔韧性运动及平衡运动。

1. 有氧运动

有氧运动是指人在氧气供应充足的条件下进行的体育锻炼。即使在运动的过程中,个体摄入的氧气与集体所需要的氧气大致相当,不会出现供氧不足或者氧气过载的情况,即是一种生理平衡的状态。

衡量有氧运动的主要标准是心率,一般而言,心率维持在 150 次/分,心率在最大心率值的 $60\%\sim80\%$ 的运动称为有氧运动,当心率维持于这一水平时血液可以给心肌供给足够的氧气。有氧运动的主要特点为持续时间较长(一般大于 30 min)、强度较低(以中等强度为主)、富有律动性。其主要作用为消耗脂肪、改善心肺功能、预防骨质疏松、调节精神状态等。较为常见的有氧运动包括游泳、慢跑、自行车等。

2. 力量运动

力量运动又称为阻力运动、负重运动,是指以锻炼人体肌肉为目的的运动,与有氧运动相比,其在运动过程中氧气的供求常常不处于平衡状态。其主要特点为持续时间短、负荷大。主要作用在于通过大负荷的重量锻炼使得肌肉得到塑造,让个体的身形更加优美,另外还可以保护骨骼与心脏及改善情绪等。较为常见的力量运动主要与一些力量器械有关,如杠铃卧推、深蹲等针对身体不同部位的肌肉。

3. 柔韧性运动

柔韧性是指人体关节活动幅度及关节韧带、肌腱、肌肉、皮肤和其他组织的

弹性和伸展能力，即关节和关节系统的活动范围。柔韧性运动主要涉及的是特定的韧带及肌腱的紧度，通过在一个全方位的运动使得关节的能力得到增强。常见的柔韧性运动主要包括拉伸相关的运动。

4. 平衡运动

平衡运动指通过动态与静态的运动来提高个体忍受来自自我运动、环境及其他客体造成的姿态不稳或者不稳定刺激的挑战。该运动的训练主要是针对帕金森病患者的步态不稳、姿态摇摆等运动症状。常见的平衡运动包括平衡木行走、单脚站立及中国文化中常见的扎马步等。

（四）运动时间

运动时间是指一段时间内进行运动的总时间。不同人群、不同运动目的，其所需的运动时间也不相同，一般推荐大多数成年人每天累计至少 30～40 min，每周至少 150 min 的中等强度运动，或每天至少 20～60 min，每周至少 75 min 的较大强度运动（Garber et al.，2011）。

（五）运动量

运动量是由一段时间内的运动频率、强度和时间共同决定的，通俗地讲，一段时间内的运动量由本段时间内的运动频率、运动强度和运动总时间共同决定。有研究发现，运动量与健康/体适能获益间存在量效反应关系，健康/体适能获益随着运动的增加而增加。虽然目前还缺乏足够的证据来推荐最小的运动量，但研究表明哪怕较小的运动量，也能带来一定的健康效益（Church et al.，2007；Garber et al.，2011；Sisson et al.，2009）。

（六）进阶速度

进阶速度因运动者的年龄、健康状态、体适能和运动目的而异。一般来说，进阶速度应遵循低起始剂量、循序渐进的原则。尤其对于体力活动不足或者特殊人群，推荐以低到中等强度开始运动，之后再视情况逐步增加运动时间和运动强度，以免大幅度增加可能导致肌肉酸痛、损伤或过度疲劳的风险。

第二节　神经退行性疾病运动指导方案的基本原则

针对退行性疾病患者群体，对于他们进行的运动应该灵活地根据他们的身体情况及病情因素等进行个性化指导。例如，这些患者绝大部分均为 50～60 岁甚至 60 岁以上的老年群体，他们的心肺能力、肌肉能力和骨骼关节等均有一定程度的退化。在这种情况下,如何针对性地选择运动项目、强度及频率需要高度注意。另外,帕金森病患者临床症状主要为运动症状,如步态不稳、平衡能力差及姿态摇摆等,因而如何在4类运动中遴选出适合其运动症状及对其症状具有改善作用的项目是值得深思的。另外,由于阿尔茨海默病患者认知能力的退化,如何选择简单易懂同时又能改善他们认知功能的运动方案也是需要认真考虑的。

《关于有益健康的身体活动全球建议》中,在对65岁以上的老年群体的运动建议中写道:①65岁及以上成年人每周应进行至少150 min中等强度的有氧运动,或者至少75 min高强度的有氧运动,或者中等强度与高强度相结合;②有氧运动应至少持续19 min;③为了获得额外的健康效益,65岁及以上成年人应该将他们的中等强度有氧运动增加到每周300 min,或者高强度有氧运动150 min,或者二者相结合;④对于这个年龄段行动能力较差的成年人,每周应进行3天或更多的运动,以增强其平衡能力及预防其跌倒;⑤应该进行每周2天或者更多的主要肌群的肌肉加强活动;⑥当这个年龄段的成年人因为身体原因无法进行以上推荐量的运动时,他们应该在他们所能够的进行的运动能力范围内进行相应的运动。

根据以上的推荐可以看出,WHO一方面推荐老年人进行适当的中高强度运动,另一方面也考虑到行动能力较差的人群,建议其在能力范围内合理运动。考虑到多数神经退行性疾病患者的特殊性,在选择运动方案时最好具有针对性。因此,与健康人群的运动指导不同,对患有神经退行性疾病的老年群体进行运动指导时,最主要的核心原则就在于相对运动强度的个性化确定,即是否将运动指导方案与帕金森病的运动症状或者阿尔茨海默病患者的认知症状等有效结合。下面是关于运动实施的一些基本原则。

(一) 运动前健康状况评估

我们常说,适合自己的才是最好的。那么在确定什么是最适合自己的之前,我们就得要先知道自身的实际情况,才能依据这一情况去选择一个最适合自己的运动。同样,在运动前了解自身的健康状况,再依据实际情况去制订相应的运动强度、频率,一方面避免了在运动过程中出现心脏相关疾病等突发情况,另一方面又能够更好地达到运动目的。

一般而言,从医学上来讲,建议正常人每年进行1次全身检查。但对于常运动的人群来说,需要特别注意其心肺能力、呼吸系统及骨骼肌肉系统的检查。尤其是对于老年人来说,其心肺能力远不如年轻群体,患心脏相关疾病的概率很大,因此对其进行运动干预前要特别注意这一风险的排除与评估,如若存在相关问题,应由专业人士制订相应运动方案或者改由其他方式进行干预。对老年群体另一重大相关评估是他们的肌肉骨骼系统。老年人的生理退化主要标志之一就是他们的肌肉不断萎缩,骨骼密度不断降低,这些指标的退化在不同程度上影响着老年的运动能力。特别是帕金森病患者,他们的肌张力变化尤其明显,严重影响运动能力。所以运动前对健康状况进行评估非常重要,这可以有效预防运动过程中出现骨折等意外情况。

(二) 运动基本能力评估

除了身体健康状况的评估,老年群体的基本运动能力的评估也是运动干预前的重要举措之一。从体育学的角度出发,体适能是评估个体运动能力的综合指标,它是指人体适应外界环境的能力。对体适能的测量是为个体从事具体的运动提供有价值的参考信息,是进行后期运动实施的基础之一。美国运动医学会将体适能的具体内容分为身体成分、心肺耐力、肌肉力量和肌肉耐力及柔软素质 4 个方面。

1. 身体成分

身体成分指肌肉、脂肪等机体成分的相对百分比。一般而言,体脂率与肌肉所占比重是测量身体成分的主要参考指标,低体脂率与较高的肌肉比重是相对理想的身体成分指标。身体成分的测量方法有以下几种。

(1) 水下称重法:个体进入温水池,然后当淹没于水面时尽力呼气,此时记录其体重,将水下体重与地面时记录的体重进行计算得出体脂率。

(2) BMI 指数:该指数是广为人知且方便易行的测量方法。个体只需要用体重(kg)/身高(m)的平方即可得出自身的 BMI 指数。一般而言,当 BMI<18时,体质偏瘦,易患心血管疾病;当 BMI 在 18~25 时,体质正常;BMI>25,肥胖风险较高。

(3) 仪器检测:随着科学技术的发展,智能设备不断普及,各式各样的测量仪器在市面上可以轻松测量出身体成分,如智能体脂秤等。

2. 心肺耐力

心肺耐力是指个人的肺脏与心脏从空气中携带氧气,并将氧气输送到组织细胞加以使用的能力。因此,心肺耐力可以说是个人的心脏、肺脏、血管与组织细胞有氧能力的指标,好的心肺耐力可以使我们运动持续较久且不至于很快疲倦,也可以使我们平日工作时间更久、更有效率。对神经退行性疾病患者来说,必须通过测量他们的心肺耐力来判断其能否跟得上进行中的身体运动,以避免在运动过程中出现心肺系统的意外。目前对于心肺耐力适能测量的指标主要看 VO_{2max},即在人体进行最大强度的运动,当机体出现无力继续支撑接下来的运动时,所能摄入的氧气含量,它是反映个体有氧能力的重要指标。常见的测量方法包括下列几种。

(1) 直接测试法:又称实验室测试。让受试者带上专门的仪器在跑台上跑步,通过调动跑台的跑速级别使得受试者运动至力竭,然后用专门仪器收集受试者呼出的气体并将其纳入气体分析仪进行分析。分析出的结果便能确定出其 VO_{2max} 了。

(2) 间接测试法:其依据是人体的耗氧量与本身完成的功率和运动时的心率密切相关,因而通过运动时的心率和运动完成的功推测受试者的 VO_{2max}。

(3) Bruce 方法:同样通过跑台和心率监测仪,当心率为 180 次/分时,便可断定机体已经力竭了,推测公式为:$VO_{2max} = 6.70 - 2.28 \times$ 性别 $+ 0.056 \times$ 时间(s)(健康成人,其中性别:男 $=1$,女 $=2$)

(4) Firstbeat 算法:该方法依赖于分析对氧气消耗和跑速之间的线性关系,这意味着当跑速增加时,氧气消耗也随之增加。计算需要用户基本的人体测量数据(年龄、性别、身高、体重等)、心跳数据和跑速。

(5) 12 分跑:受试者竭尽全力的跑 12 min,记录完成的距离。计算方法为:$VO_{2max} = 35.97 \times$ 距离(英里)$- 11.29$。

依据老年人的身体情况,一般而言更多采用间接测量方法,这虽然在误差上较直接测量法更大一些,但是其更方便简单,且安全性也更高一些。

3. 肌肉力量和肌肉耐力

肌肉力量是指个体肌肉最大程度上克服或对抗阻力的能力,其测量方法包括测力计测量法、1RM 测量法等。

肌肉耐力是指肌肉进行持续工作的能力,这一能力是个体进行长时间力量性运动的基础之一。对于不同肌群有不同的测量方法,如上肢采用一次性俯卧撑数量来评估其上肢耐力,腹部采用一次性仰卧起坐数量来评估其腹部肌肉耐力。

4. 柔软素质

对于老年人来说,关节的活动能力是制约他们进行许多身体活动的关键因素,柔软素质指的是关节的活动范围。通常用关节活动度来测量个体的柔韧性。

(三) 运动中及运动后监测与跟踪

即使进行了严格的健康状况及运动素质的评估,在进行正式的运动干预时,仍要进行严格的身体实时监测。运动中如出现身体不适的情况时,应降低运动强度,如仍未缓解,应立即停止运动并寻求专业医生的帮助,以避免意外的发生。因此,在进行运动干预时,应由专人进行陪同,并了解应对一般突发情况的应对措施,如有条件,还可配备医护人员。除此之外,运动干预之后还要对其运动后身体反应进行一定的跟踪反馈,及时进行相应的放松训练,避免后期的运动损伤等意外情况。

以上 3 个方面是对神经退行性老年人群体进行正式运动干预前需要注意的 3 个基本原则，对这 3 个原则进行充分了解与实践是保证整个运动干预过程顺利进行及收获预期效益的重要保障。

第三节 针对帕金森病的运动指导方案

综合前文对运动与神经退行性疾病两方面的讨论与阐述，本节和下一节将介绍具体的运动指导方案。在神经退行性疾病上将以帕金森疾病与阿尔茨海默病为两条主线，在干预手段上以有氧运动及力量运动为主要途径，以平衡运动与灵活性运动为辅助手段，并结合运动以外其他手段。每项运动从以下 7 个方面展开讨论：介绍、针对症状、运动强度、运动频率、持续时间、具体操作及注意事项。

对帕金森病及阿尔茨海默病两大主要神经退行性疾病的运动指导，首先具有针对性，如帕金森病的主要运动干预会集中于它的步态不稳等运动症状，阿尔茨海默病则会重点介绍运动改善记忆等认知功能。最后，还会介绍一些运动的备选项目，方便患者依据自身实际情况进行多样化选择。

本节将主要介绍针对帕金森病患者的运动指导方案。

1. 快走

（1）项目介绍：是有氧运动的一种，区别于正常步速走路与慢跑，是个体主观上努力让自己尽可能走快一些的运动方式。

（2）针对症状：步态不稳，平衡能力弱。

（3）运动强度：依据 0～10 疲劳量表，进行快走运动的强度应维持在 5～6 分的中等强度及以上，根据个人能力进行调整。或者达到心率储备的 40%～50% 的强度水平。

（4）运动频率：每周 4 次的中等强度运动。

（5）持续时间：每次至少 30 min，30～60 min 效果更好。

（6）具体操作：运动前先进行预备热身运动，主要是拉伸运动（具体内容见后附注），使得身体充分打开，以避免肌肉拉伤等。在正式运动时，患者不断加快步速张开脚步，用脚跟着地，同时双臂充分协调摆动，逐渐找到行走的节奏，使得步伐与手臂的摆动协调起来。

（7）注意事项：整个过程中，需要不断强调努力走快；如患者感到较为吃力，则适当降低强度，随时注意身体指标的变化，尽可能进行较长时间运动。运动后，需要进行拉伸与放松指导。

2. 北欧式健走

(1) 项目介绍:北欧式健走是一项全身有氧运动,可强化背部、腹部、腿部和手臂肌肉,同时可促进心肺功能。这项运动比散步有效,比慢跑安全,借助于一根长度可调的杆子,从而有效减轻下肢关节压力,减少关节磨损。通过杆子的辅助作用,可以有效地保持平衡,提高步行性能,因此对于帕金森病患者来说是一项十分合适的运动。

(2) 针对症状:步态不稳,步行速度慢,耐力差,平衡感弱,下肢力量弱。

(3) 运动强度:0~10 分疲劳量表,维持在 5~6 分中等强度及以上,根据自身感受进行调整;或者 VO_{2max} 达到 130~140 次/分。

(4) 运动频率:每周至少 4 次中等强度运动。

(5) 持续时间:每次运动至少 30 min,尽可能保持在 30~60 min,根据实际情况调整。

(6) 具体操作:先进行无杆条件下走路手臂摆动,进而尝试使用手指抓住杆子进行手臂摆动走路,下一步是用手握住杆子尽可能地摆动手臂,远离躯干往后推,最后是挥杆后松开,然后重新握住,将此动作连贯起来。

(7) 注意事项:运动前要进行充分练习,以确保患者掌握要领,自如地进行运动。另外,需要注意运动过程中的身体变化,以及运动后的放松训练。

3. 跑步机运动

(1) 项目介绍:跑步机是进行室内跑步运动的辅助器械,是替代室外跑步的最佳选择(图 7-1)。将跑步机用作帕金森病患者的步态训练是十分有益的,通过佩戴躯干固定带进行跑步机训练可以有效防止患者的跌倒。另外,通过跑步机可以采用变速和固定速度两种模式进行训练,为患者提供了更可行的方案。

(2) 针对症状:步态性能差,包括步速、步长、平衡能力、姿态等。

(3) 运动强度:中等强度运动,或者强度为最大心率的 60%~65% 的运动。

(4) 运动频率:每周 2~3 次。

(5) 持续时间:每次运动维持在 30~60 min,在此时间段内时间越长越好。

(6) 具体操作:患者先进行适当的拉伸运动,然后将患者用固定带与跑步机连接,

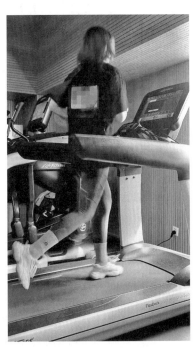

图 7-1　跑步机运动

确保稳定。根据患者的实时心率调整跑步机速度,可以采用最大心率的恒定速度进行训练,也可在一次运动中根据心率变化采用变速进行训练。

(7)注意事项:在进行运动前后,均要进行拉伸运动,以促进热身与恢复;运动中随时关注患者身体数据变化,灵活调整;还要特别注意患者运动姿态的调整。

4.渐进性力量运动

针对不同的身体肌肉部位,有着不同的力量运动方式去强化这一肌肉。结合帕金森病患者的具体情况,列出下列几种运动方式以供选择。

(1)杠铃深蹲训练

1)项目介绍:杠铃深蹲是在深蹲的基础上借助杠铃这一器械对腿部及臀部肌肉进行针对性训练的力量运动方式(图 7-2)。这一方式是增进帕金森病患者下肢力量的不二选择,患者可以根据实际情况采用徒手深蹲到加重量杠铃深蹲的渐进性训练方式。

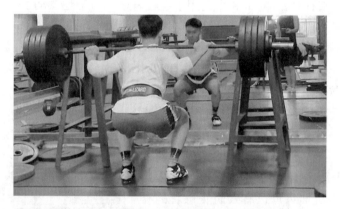

图 7-2 杠铃深蹲

2)针对症状:下肢力量薄弱,步态不稳,平衡能力弱。

3)运动强度:根据患者运动能力,建议从徒手深蹲开始逐渐加重。

4)运动频率:每周 1~2 次。

5)持续时间:按组数计算,每组 8~12 次,每次运动维持 3~5 组。

6)具体操作:徒手深蹲时,患者选择一处空地,双脚打开与肩同宽,上身挺直双肩打开,双手握拳状置于胸前 20 cm 左右。下蹲过程中,上身保持不变,双腿向下弯曲同时臀部呈上升趋势,按照个人能力选择下蹲幅度,原则上以尽量下蹲为宜,使髋关节低于膝关节。辅之以杠铃深蹲时,动作大体不变,将杠铃置于颈部,双手按个人习惯选择握距。

7)注意事项:深蹲前要对腿部进行充分拉伸,深蹲时呼吸节奏与动作匹配。为保证安全,首先要对患者进行专人保护;其次,如条件允许可以选择史密斯架进行训练;最后,重量的选择一定要慎重,避免意外发生。

（2）哑铃弯举训练

1）项目介绍:通过哑铃,可以有效对手臂的肱二头、肱三头肌及小臂肌肉进行训练,从而增强手臂力量。手臂力量的训练可以改善帕金森病患者的手部颤抖,提升其生活质量。

2）针对症状:平衡能力弱,手部颤抖。

3）运动强度:根据患者运动能力,从小到大选择合适重量的哑铃。

4）运动频率:每周 1～2 次。

5）持续时间:计算组数,每组 8～12 次,每次运动 3～5 组,做完一边后换对边。

6）具体操作:这里以哑铃锻炼肱二头肌为例进行说明。如图 7-3 所示,找一长凳,坐于长凳边缘,双手各执一只哑铃,掌心向内。调整呼吸,呼吸平静下来,然后将注意力集中在双手上,发力弯举一只手,保持上臂向内贴近身体,另一只手保持不动,然后恢复原状举起另一只手,以此重复。

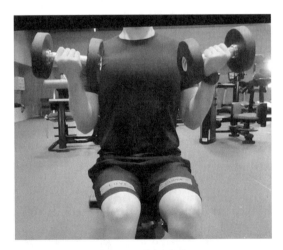

图 7-3　哑铃弯举

7）注意事项:进行哑铃训练时,要有专人在一旁进行辅助,以避免哑铃掉落对患者造成伤害。训练后要进行肌肉放松,以避免乳酸堆积带来酸痛感。

（3）仰卧起坐训练

1）项目介绍:仰卧起坐是一项针对腹部肌肉群的运动方式(图 7-4)。通过对于腹部肌肉的强化,可以有效增强帕金森病患者的躯干力量,这对于他们控制躯干的稳定有一定的作用。

2）针对症状:平衡能力弱、转向能力弱。

3）运动强度:根据患者运动能力,进行不同方式的仰卧起坐。

4) 运动频率：每周 3～4 次。

5) 持续时间：按组数，每组 10～15 个，每次 3～5 组。

6) 具体操作：选择一空地，将瑜伽垫铺在地上，患者平躺于上面。腿部呈半弓状，专人将其脚部固定，双手抱于双耳处，上身向腿部弯曲。

7) 注意事项：手不可抱于颈部甚至头部，这样极易造成颈椎伤害。

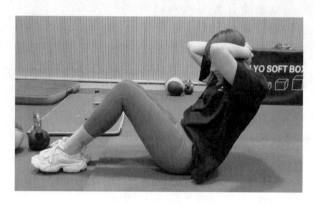

图 7-4　仰卧起坐

（4）平板支撑训练

1) 项目介绍：平板支撑是一项针对人体核心力量的专门训练（图 7-5），核心力量对于人体的稳定及其他相关力量的训练都有着重要的基础作用。一定程度地改善帕金森病患者的核心力量，对于改进他们的平衡能力、整体力量基础等有着积极的影响。

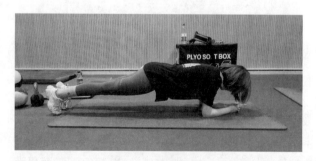

图 7-5　平板支撑

2) 针对症状：平衡与转向能力弱，躯体颤抖。

3) 运动强度：该项目具有一定的难度，因此前期可采用跪姿平板撑，根据运动能力再进行常规平板支撑。

4) 运动频率：每周 2～3 次。

5) 持续时间：根据患者的运动能力，尽可能地坚持，建议每次持续时间在

30 s 以上,1 min 更好。

6) 具体操作:跪姿平板撑难度相对较小,可以对于运动能力较弱的患者采用。患者跪于瑜伽垫上,手肘向前撑于垫子上,双脚微微离开地面,将身体尽量压低。常规平板撑即是用脚尖蹬于地面,小臂撑于垫子上,身体打直处于同一水平面,臀部及腿部肌肉收紧。

7) 注意事项:这一项目运动难度较大,如若患者无法坚持可换用仰卧起坐代替。在训练过程中,训练人员要注意患者的身体姿势。

5. 平衡运动

平衡能力受损可得帕金森病患者生活质量受到很大的影响,这里提供两种促进平衡的运动方法,以供参考。

(1) 单脚站立

1) 项目介绍:单脚站立以惯用脚为支撑脚,另一只脚置于空中,通过尽力使非支撑脚不落到地面达到训练平衡能力的目的(图 7-6)。

2) 针对症状:平衡与转向能力弱,姿势不正。

3) 运动强度:属于低运动强度项目,对强度无特殊要求。

4) 运动频率:每天均可抽空训练。

5) 持续时间:每次训练可尽力保持,直到无法坚持。

6) 具体操作:找一宽阔空地,患者自然站立,以惯用脚作为支撑脚,另一只脚慢慢抬起悬置于空中,然后闭上双眼尽力保持身体的稳定。

7) 注意事项:训练时应该让患者慢慢保持身体平衡,并时刻注意可能的由不稳导致的跌倒。

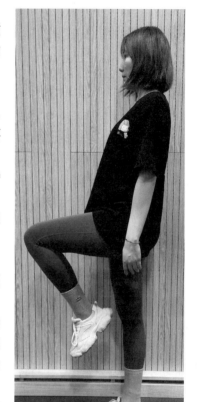

图 7-6　单脚站立

(2) 平衡木

1) 项目介绍:在一根宽 10 cm、离地 1.2 m 的木头上单脚站立,根据帕金森病患者的实际情况,可适当加宽宽度并降低离地距离。这一训练方式对于改善患者的步态稳定,平衡能力具有积极作用。

2) 针对症状:平衡能力弱、步态不稳。

3) 运动强度:无特殊运动强度要求。

4)运动频率:每天可抽空训练。

5)持续时间:根据平衡木的长度,建议20~30 min。

6)具体操作:患者在辅助下站立于平衡木上,待稳定后,自行进行平衡木行走。

7)注意事项:首先,对于平衡木的改良,可以适当将平衡木宽度改为12~15 cm,高度降为30~50 cm。其次,在患者行走过程中,需要专人在一旁全程保护,以避免从木上跌落。最后,如条件允许,可以在地上铺设软垫起到次要保护作用。

6.太极拳

(1)项目介绍:太极拳是中华文化的优秀成果,是传统中华武术的一种,也是一种养生健身的运动。太极拳的动作形式以慢、圆、流为主,注重身体与心灵的统一运作,因此不仅适合老年人健身,还对于躯体和心理均起到积极的作用。

(2)针对症状:平衡能力弱、步态不稳、行动迟缓、情绪不稳定。

(3)运动强度:属于低强度运动,需要患者处于平心静气的状态。

(4)运动频率:可以每天进行运动。

(5)持续时间:一次运动至少维持在30 min,1 h左右为最佳。

(6)具体操作:关于太极拳的具体锻炼方法,可以通过图书或者网络找到丰富的教学资料,患者可以自行查找跟随练习。

(7)注意事项:应根据自身情况,选择适合自己的训练方法,循序渐进、持之以恒地进行练习。

7.跳舞

(1)项目介绍:跳舞是一种伴随着音乐节拍进行的全身性运动,音乐作为一种暗示线索提供了听觉线索,有助于促进动作的执行。跳舞的过程需要脚步不断变化,躯体灵活的摆动,因此对于帕金森病患者来说是十分有用的运动方式。

(2)针对症状:平衡与转向能力弱、步态不稳、身体姿势不正、情绪低落、认知衰退。

(3)运动强度:中等强度运动,最大心率储备达到120~130次/分。

(4)运动频率:每周进行3~4次。

(5)持续时间:一次跳舞的时间建议维持在30~60 min,时间越长效果越好。

(6)具体操作:舞蹈具有多种形式,根据研究结果显示,探戈是一种对帕金森病患者作用较明显的舞蹈形式,患者可以自行寻找资源进行练习。

(7)注意事项:患者应从简单的舞蹈开始练起,节奏逐步加快以避免跟不上导致跌倒等意外。训练过程中要注意保护措施,不仅是防跌倒,还应注意心肺指标等方面的保护。

第四节　针对阿尔茨海默病的运动指导方案

　　大量关于运动与阿尔茨海默病的研究显示,有氧运动对于改善阿尔茨海默病认知功能、情绪问题等的效果较力量运动与其他形式运动更好。因此,本节的运动指导方案会以有氧运动的运动项目为主,其他形式的运动为辅。

　　1. 慢跑

　　(1) 项目介绍:慢跑是一种简单易行的中等强度的有氧运动,可以很好地进行全身性的锻炼。慢跑除了可以有效增进心肺功能、增强肌肉能力外,还有利于舒缓心理压力,在生理和心理两方面产生积极的作用。

　　(2) 针对症状:记忆衰退、抑郁焦虑等情绪问题。

　　(3) 运动强度:根据自身实际情况灵活调整,最大心率不超过 150 次/分。

　　(4) 运动频率:每周 3～4 次。

　　(5) 持续时间:每次运动最少维持30 min,建议 30～60 min,时间越长效果越好。

　　(6) 具体操作:运动前,先进行充分的热身活动,尤其是针对膝关节和踝关节尽可能选择公园或运动场跑道,穿专业跑步鞋。跑步时双臂与脚步同节奏摆动并配合呼吸,使三者协调合作。

　　(7) 注意事项:运动前后要分别进行热身和放松活动,跑步时要随时关注身体指标,如感到呼吸等身体不适,要降低运动强度,如仍未缓解,要停止运动进行相关检查休息。

　　2. 爬楼梯

　　(1) 项目介绍:爬楼梯是一项简单便捷、运动强度不定的有氧运动(图 7-7)。作为日常生活中经常性从事的活动,将爬楼梯作为一项运动引入老年人的运动项目中,一方面可以很好地锻炼到以下肢为主的肌肉力量、增强心肺功能等,另一方面能带来认知上的附加积极作用。

　　(2) 针对症状:肌肉退化,心肺功能下降,学习能力退化。

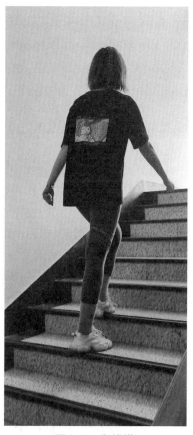

图 7-7　爬楼梯

（3）运动强度：根据患者自身情况而定，最大心率不超过 150 次/分。

（4）运动频率：每周 3～4 次。

（5）持续时间：每次运动最少维持在 20～30 min，一组的台阶数为 60 阶，包括上下两次共 120 阶，共进行 3～5 组，组间休息 2～3 min。

（6）具体操作：寻找一处通风条件、照明条件均较好的楼梯，台阶高度要合适。患者采用一步一阶的方式进行运动，运动能力较差的患者可以手扶栏杆进行运动。上完 60 阶后转为下楼梯，如此重复（图 7-7）。

（7）注意事项：运动前，要充分活动腿部关节，如条件允许可佩戴护膝等保护工具。在爬楼梯的过程中，要注意把握节奏，并有专人在一旁保护，避免跌倒。

3．游泳

（1）项目介绍：游泳是一项公认的效果尤佳的最具有全身性的有氧运动。与陆地运动不同，游泳运动因为在水中进行，个体自身的浮力使重力负荷大大减小，适合于各年龄阶层的人群。游泳对于塑造形体、增进心肺功能等具有显著的作用。

（2）针对症状：心肺功能退化，肌肉萎缩，学习能力下降等。

（3）运动强度：中等运动强度，根据患者自身情况调整，最大心率不超过 150 次/分。

（4）运动频率：每周 3～4 次。

（5）持续时间：每次运动维持时间最佳为 1 h，可根据实际情况调整。还可根据里程而定，总里程控制在 1～3 km，单次进行 200 m 后休息 2～3 min 进行下一回合。

（6）具体操作：在下水前，先进行全身性的准备活动，以避免在水中发生抽筋等意外。具体选择游泳形式可根据自身能力和爱好选择自由泳、蛙泳、仰泳或者混合泳（即将自由泳、蛙泳及仰泳结合在一起）等不同形式。上岸后，要第一时间给予保暖措施及进行肌肉放松活动。

（7）注意事项：下水前要注意做好准备活动，并在适应水温后下水，水温不宜过凉；在水中时，要密切关注患者以免发生抽筋或呛水等意外；另外，骑上岸后要及时给予保暖措施和进行放松活动。

4．骑自行车

（1）项目介绍：骑自行车作为一项对于心肺功能及肌肉耐力均有积极作用的运动，在世界范围内广泛普及。通过对自行车运动的学习与练习，患者不仅可以改善生理功能，还可以提升他们的学习记忆等认知功能，同时也可以改善其抑郁等消极情绪。

（2）针对症状：认知退化，肌肉萎缩，心肺功能下降，消极情绪。

（3）运动强度：中等运动强度，根据实际情况灵活调整，最大心率不超过

150 次/分。

(4) 运动频率:每周 3~4 次。

(5) 持续时间:每次 30~60 min(时间越长,效果越好);或者可以按照里程计算,总里程为 5~10 km,中间可休息 3~5 min。

(6) 具体操作:在进行正式前,需要进行热身活动,主要针对关节的活动及肌肉的拉伸。自行车运动可以分为自由骑行和功率自行车两种,活动能力较好的患者可采用前者,活动能力较差的患者采用后者。功率自行车可相应调整阻力系数,建议阻力系数为 9~12;自由骑行的患者需要选择较为平坦的道路。

(7) 注意事项:对于自由骑行的患者,要时刻注意其骑行速度,避免过快或者过慢导致侧倒,并且注意周围环境是否有其他物体干扰,尤其是机动车等,以避免发生意外事故;并且,骑行中如有身体不适要及时调整,骑行前后要进行热身与放松活动。

5. 登山

(1) 项目介绍:登山是一项在户外进行的攀登类有氧运动,在运动之余,通过与大自然的亲切接触,患者一方面活动了身体、促进了生理健康,另一方面在登山时,开阔的视野、清新的空气等也能舒缓其心理压力,改善负面情绪。另外,环境的改变也能促进其认知水平的改善。

(2) 针对症状:心肺能力退化、肌肉萎缩、认知退化及抑郁等负面情绪。

(3) 运动强度:中度及以上强度,根据患者实际情况调整;建议最大心率不超过 150 次/分。

(4) 运动频率:每周 1~2 次。

(5) 持续时间:每次运动维持在 1 h 以上,1~2 h 为宜。

(6) 具体操作:首先,选择一条合适的路线,地面应平稳,地形地貌等应清楚明了,应符合患者的登山能力(最佳为景区的登山步道、游览步道等);其次,登山前进行充分的热身活动,重点是膝关节与踝关节及肌肉的拉伸,特殊患者可佩戴护膝等保护工具;再次,登山过程中,保持正常行进速度,不宜过快;最后,登山结束后要及时进行肌肉放松活动,尤其是腿部肌肉的放松。

(7) 注意事项:登山的运动强度相对较大,具有一定的能力要求,患者进行登山训练时一定要根据实际情况量力而行,同时要有充分的保护措施,包括充分的热身、护具及面对登山过程中可能的突发情况的应急措施和下山时的辅助。在登山时,要灵活调整患者的训练进度,中途可适当地休息,补充水、食物等能量。

6. 乒乓球

(1) 项目介绍:乒乓球是一项综合性运动(图 7-8),它对于运动者的速度、平衡、力量、反应速度等都有着一定的要求。将乒乓球作为一项运动干预手段,相比于篮球足球等,它的运动强度更小,更简单易行,更符合阿尔茨海默病患者的实际情况。乒乓球运动对于个体具有一定的反应要求，因此对于患者的执行功能、学习能力等具有积极作用。

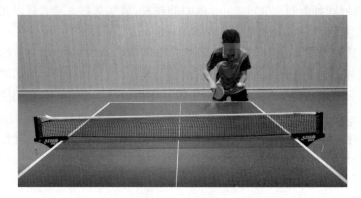

图 7-8　乒乓球

（2）针对症状：认知功能退化、负面情绪问题、肌肉萎缩、心肺功能等。

（3）运动强度：中等运动强度，根据实际情况进行调整，最大心率建议不超过 150 次/分。

（4）运动频率：每周 3～4 次。

（5）持续时间：一次运动维持时间建议为 1～2 h，可采用局数制，局间休息 3～5 min，进行适当补水。

（6）具体操作：首先，进行充分的热身活动，对关节进行转动并适当跑动，对肌肉进行拉伸；其次，患者站在球台后进行常规的正手拉球练习，击球时尽量充分打开身体；再次，待患者具有一定基础后，可进行简单的单打或双打练习；最后，运动完后对患者施以肌肉放松活动，包括腿部、手臂及腰腹部肌肉的放松。

（7）注意事项：针对患者的实际情况，在进行乒乓球运动时不宜运动幅度过大，根据实际情况量力而行，不可因为过度追求击球的准度或者速度等造成意外伤害。同时，患者在学习及运动过程中，要有专业人士进行科学指导。

7. 力量运动

有氧运动是目前作为运动干预阿尔茨海默病的手段的首要选择。与此同时，力量运动也被证明在促进阿尔茨海默病患者的肌肉萎缩、平衡能力、柔韧性、学习及记忆能力上也具有积极的作用。鉴于在上面介绍帕金森病患者运动方案时有一些力量运动的推荐，因此，这里补充一种相关的力量运动的方案以供参考，读者可以结合自行选择。

（1）俯卧撑

1）项目介绍：俯卧撑一项以锻炼胸大肌与肱三头肌为主的力量性运动（图 7-9），其主要作用是提高上肢、胸部、腰背和腹部的肌肉力量。

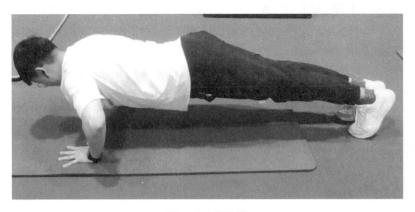

图 7-9 俯卧撑

2）针对症状：肌肉萎缩、执行功能退化等。

3）运动强度：中等强度运动，建议最大心率不超过 130 次/分；或者可以以组数计算，单组 15～20 次，共 3～5 组。

4）运动频率：每天均可抽时间进行。

5）持续时间：整个运动时间应尽量在 10 min 内完成，即是单组时间不超过 1 min，组间休息 1 min 左右。

6）具体操作：首先，运动前对身体进行热身，尤其是腕关节、肘关节及肩关节；其次，找一空地，双脚蹬地，双手打开比肩略宽置于胸部位置（根据自身情况调整），身体处于同一水平线上，配合呼吸进行手臂弯曲使身体贴近地面，根据自身能力尽量向下弯曲（图 7-9）[如若该动作难度较大，可改用跪姿俯卧撑，即是双膝跪于地面，可采用瑜伽垫，双脚向上抬起，上身保持挺直（图 7-10）]。最后，运动完成后应缓慢调整呼吸站起，避免缺氧性头晕。

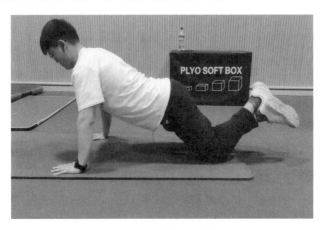

图 7-10 跪姿俯卧撑

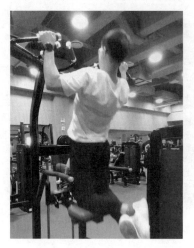

图 7-11　借力引体向上

7）注意事项：俯卧撑对于上肢力量要求较大，可根据患者情况采用不同形式的动作进行练习，要有专人进行动作指导，尤其是进行过程中腰腹部要避免塌陷造成意外伤害。

8. 引体向上

（1）项目介绍：引体向上依靠自身力量克服自身重力而向上做功的一项力量运动。引体向上是一项多关节复合运动，以锻炼上肢力量及背部肌肉力量为主要目的。通常分为静力引体向上和借力引体向上（图 7-11），前者难度相对较大，因此对于老年患者来说建议进行借力引体向上。

（2）针对症状：肌肉萎缩、执行功能退化等。

（3）运动强度：中等强度运动，建议最大心率不超过 130 次/分；或者可以以组数计算，单组 8～12 次，共 3～5 组。

（4）运动频率：每天均可抽空进行练习。

（5）持续时间：整个练习应尽量在 10 min 内完成，即单组练习在 1 min 内完成，做完一组后可休息 1～2 min。

（6）具体操作：首先，训练前先进行充分的热身活动，尤其是对于肩关节、肘关节及腕关节，还要对腰背部肌肉进行拉伸；其次，患者在辅助下双手正握于引力架把手，略宽于双肩，双腿跪于下方借力板上，调整呼吸，上拉时吸气，当下巴平行或略高于把手即可，此时静止 1 s，感受背阔肌发力感，然后向下还原，此时呼气。重复此动作；最后，训练完成后进行适当的放松活动（图 7-11）。

（7）注意事项：此项运动对上肢要求较大，可根据患者实际情况选择借力引体向上器械选择合适重量进行训练，当患者无法继续进行时，可以适当休息后再做，若无法坚持则予以停止。

9. 健身操

（1）项目介绍：健身操是一项集音乐、舞蹈、体操等于一体的健身运动，不同于舞蹈的专业化程度较高，健身操简单易学，社会大众可广泛接受。健身操更多的是一项群体运动，更强调一群人在一起运动，因此对于老年阿尔茨海默病患者来说，健身操除可以锻炼身体之外，还可以通过社会化交往丰富生活、改善情绪等。

（2）针对症状：焦虑抑郁等负面情绪，学习能力、记忆等认知功能退化。

（3）运动强度：中等运动强度，建议最大心率不超过 140 次/分。

（4）运动频率：建议每周 2～3 次。

（5）持续时间：单次运动时间维持在 60～90 min。

（6）具体操作：首先，运动前进行热身活动，因为这是一项全身性活动，要对身体的各个重要关节肌肉进行充分活动；其次，患者穿着宽松的运动衣与运动鞋，于开阔平整的地带，选择一套合适的健身操，可以是专人教授也可以是教学视频进行学习运动，患者根据自身的学习节奏进行练习；最后，运动结束后进行相应的放松活动。

（7）注意事项：患者学习时，要根据他们的情况循序渐进地控制节奏，不应急于求成，要注意保护措施，防止跳操过程中可能性的肌肉拉伤、扭伤及心肺不适等状况。

10. 瑜伽

（1）项目介绍：瑜伽起源于印度，其意思为"一致""和谐"，因此，是一种达到身体、心灵与精神和谐统一的运动方式，包括调身的体位法、调息的呼吸法、调心的冥想法等，以达至身心的合一（图 7-12）。通过意识的不断集中，瑜伽对于认知的要求也有一个提升的过程，包括注意、工作记忆、言语与视觉记忆等认知功能，因此，这对于阿尔茨海默病患者来说是一种极有益的运动。另外，瑜伽对身体的柔韧度、肌肉的拉伸等也对患者具有积极的作用。

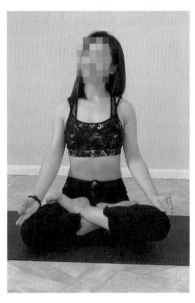

图 7-12　瑜伽

（2）针对症状：记忆、语言功能及注意调控等认知功能退化，肌肉萎缩。

（3）运动强度：强度较低，主要强调认知功能的参与。

（4）运动频率：每天均可进行练习。

（5）持续时间：建议每次维持 60～90 min，根据患者实际情况进行调整。

（6）具体内容：瑜伽是一项难度较高的运动，不建议自行学习，尤其是对于运动能力更差的老年患者而言。因此，通过瑜伽进行阿尔茨海默病患者的运动干预应该由专门的瑜伽教练进行教学指导。同样，进行瑜伽练习也需要热身活动将身体完全拉开；另外，需要穿着宽松的衣物及瑜伽垫，在练习过程中对动作的实践应量力而行，如有任何不适应立即报告，并马上休息。

（7）注意事项：瑜伽是一项专业化程度较高的运动，对于常人而言都具有一定难度，在具体的应用到患者身上时，要因材施教。

11. 气功

（1）项目介绍：是一种中国传统的保健、养生、祛病的方法，以呼吸的调整、身体活动的调整和意识的调整（调息、调身、调心）为手段，以强身健体、防病治病、健身延年、开发潜能为目的一种身心锻炼方法。气功强调动静结合、意识状态与身体的高度结合。因此，它一方面对于注意、工作记忆等认知功能具有要求，另一方面对于身体的运动能力也具有一定的要求。这对于老年阿尔茨海默病患者而言是一项可以加以练习并大有裨益的运动。

（2）针对症状：工作记忆退化、注意难以集中、肌肉萎缩等。

（3）运动强度：属于低强度运动，主要讲究心身合一。

（4）运动频率：可每天进行练习。

（5）维持时间：单次运动维持时间建议为 60～90 min，根据具体情况进行调整。

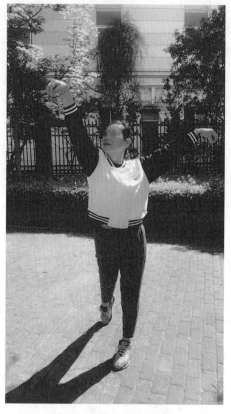

图 7-13　五禽戏（猿摘动作）

（6）具体内容：气功的练习种类繁多，比较受到推崇与认可的有：五禽戏（图 7-13）、八段锦（图 7-14）。

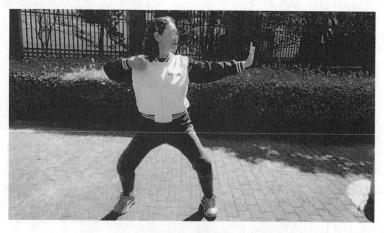

图 7-14　八段锦（第二式：左右开弓似射雕）

注意事项:气功的练习简单易行,但仍需要在练习室进行辅助保护,如有需要,可以寻求专业教学练习。

12. 家务活动

(1)项目介绍:家务活动泛指在家里所需要进行的一系列家庭日常生活活动,如拖地、煮饭、洗衣服等。我们知道阿尔茨海默病患者的主要损害功能之一就是日常生活能力的下降,如拖地的时候忘记洗拖布等,因此通过日常家务劳动的训练对于提升他们的生活能力改善生活质量有积极的作用。同时,一些日常家务劳动对于身体的灵活性、肌肉的能力等也有一定的帮助。

(2)针对症状:记忆能力减退、肌肉萎缩等。

(3)运动强度:以低运动强度为宜,建议最大心率不超过 120 次/分,维持在 80~120 次/分为宜。

(4)运动频率:此运动较为方便,可以每天在家中抽时间进行。

(5)维持时间:建议每次的持续时间维持在半小时左右,根据实际情况进行调整。

(6)具体操作:家务活动丰富多样,这里以拖地为例进行介绍,患者可以依此为参考进行其他活动。首先,也要进行关节与肌肉的适当活动;其次,拖地根据不同的地面有不同的锻炼强度和锻炼效果,如水泥地、水磨石、木地板,这三者的强度依次下降,可以以 5~10 min 为 1 组,进行 2~3 组,组间进行简单休息,对腰部进行适当放松。

(7)注意事项:首先,要注意避免在拖地过程中因为地板过滑导致摔倒,其他项目也应注意相应的可能性意外;其次,活动结束后要进行相应的放松活动,如拖地就要特别注意腰腹部的放松。

第五节 针对神经退行性疾病的其他运动指导方案

本章第三、四节所谈到的运动大都属于单人进行的或者说参与人数较少的运动项目,在运动过程中患者难免会感觉到不同程度的乏味,以至于对运动的专一性与坚持性大打折扣。对于神经退行性疾病的老年患者来说,他们在某种程度上主观避免社会交往活动,不与人打交道使得他们的疾病不断加重。同时,互动性交往的减少导致他们内心的孤独与退缩,使得他们在生理和心理上不断遭受着折磨。因此,在对这些患者进行简单的运动干预的同时是否可以通过群体性的互动让他们可以更多地参与社会活动,从而带给他们更多情绪上的积极作用。这一作用更多的是针对帕金森病患者的情绪等非运动症状及阿尔茨海默病患者的社会认知、情绪等症状，即通过团体性的运动让他们的躯体症状与心理问题都可以得到积极的提升与改善。

一、团体运动

团体性运动，顾名思义即不是一个人参与的运动，而是由两个及两个以上组成一个运动团体而进行运动，如乒乓球双打、足球、篮球及龙舟等。将这一形式的运动项目结合到神经退行性疾病的老年患者身上需要根据他们的实际运动能力及疾病症状有针对性地给予指导。下面是一些可能的团体性运动以供参考。

1. 接力跑

（1）项目介绍：接力跑是将接力赛与跑步相结合的一项团体性运动。这项运动通过接力的形式强调了队友间的合作与相互鼓励，常常具有一定的紧张性和趣味性，将这项运动在运动强度上进行一定的改良应用到神经退行性疾病老年患者身上可以有效地增进患者间的人际交流与合作，对于他们疾病的好转具有积极的作用。

（2）针对症状：焦虑抑郁等负性情绪症状，步态不稳等。

（3）运动强度：中等运动强度，根据实际情况进行调整，建议最大心率不超过 150 次/分。

（4）运动频率：每周进行 1～2 次即可。

（5）持续时间：一次团体运动维持在 1～1.5 h，根据实际进行情况进行调整。

（6）具体操作：在塑胶跑道上画出一处 50 m 距离的赛道，并准备几根接力棒。根据患者人数及运动能力进行分组。首先，进行充分的热身活动，尤其是腿部关节与肌肉的活动；其次，每组队员平分站于赛道两头，当第一名队员完成第一棒任务后交由第二名队员继续比赛，直到完成比赛；最后，当运动全部结束后，对他们进行及时放松活动以及让他们相互进行实时交流感受。

（7）注意事项：接力赛具有一定的紧张性且运动强度相对较大，在进行过程中要密切关注患者的心肺等身体指标及预防因为求胜心较强导致心急而出现意外情况；此外，患者应该穿着适合的衣物与运动鞋；最后，为了更好地达到效果，要让患者们在赛前赛后进行充足的合作交流及交换感受。

2. 跳长绳

（1）项目介绍：跳长绳是一项传统的运动项目，它是通过一根长约 3 m 的长绳，有两人分执绳子的两头并朝同一方向匀速甩动绳子，其余人员在合适时机进入甩绳范围内进行跳动，避免因为节奏混乱而使甩绳中断。这一项运动对于甩绳、跳动的技巧及团体间的配合都有着较高的要求。因此，这一团体性运动,一方面可改善患者的运动症状,另一方面可通过团体间的配合使他们向外交流自己,倾听他人,在运动过程中获得积极的情绪体验,以达到对于情绪、认知、注意等非运动症状的改善。

(2)针对症状:注意力、调控能力不足及焦虑抑郁等负面情绪、肌肉萎缩等。

(3)运动强度:中等运动强度,建议最大心率不超过 120 次/分。

(4)运动频率:每周可进行 2～3 次。

(5)持续时间:每次运动维持时间在 1～1.5 h,根据实际进行情况进行调整。

(6)具体操作:选择一空旷场地,一条长绳,患者穿着合适衣物及运动鞋。首先,组织患者进行集体热身活动,尤其是腿部与腰部肌肉与关节的活动;其次,先选择两名患者作为甩绳的人,让他们练习甩的技巧,然后其余患者排队依次进入其中进行跳绳,如若某一患者导致失误,则替换一名甩绳的患者,如此进行;最后,运动完成后让他们进行肌肉的放松及实时的交流。

(7)注意事项:需要特别注意在跳绳过程中,患者因为脚被绳子绊住而导致摔倒,因此甩绳速度不宜过快,并在运动前应进行充分练习,将风险降至最低。同时,看护人员应高度注意运动动态;另外,运动结束后鼓励患者就如何更好地持续性甩绳进行团队交流。

3.打沙包

(1)项目介绍:打沙包是一项中国传统民间游戏形式,它是用一个小布袋将软沙缝在里面作为一个沙包,两组队员要尽力通过跑动与躲闪来避免沙包达到自己身上,否则即出局,直到一边队员全部出局为止。这一运动不仅极具趣味性,同时在跑动过程也可以锻炼患者心肺能力,还可以锻炼患者的反应能力、协调性。

(2)针对症状:平衡转向能力退化、肌肉萎缩、抑郁焦虑等负面情绪、注意等认知功能衰退。

(3)运动强度:中等运动强度,建议最大心率不超过 150 次/分。

(4)运动频率:每周可以进行 2～3 次。

(5)持续时间:单次运动时间为 0.5～1 h 时要进行适当的休息;或者可以进行比赛,如五局三胜。

(6)具体操作:找一开阔空地,画出一处比赛范围,制作一个沙包,患者穿着适合运动的衣物。首先,患者进行充分的热身活动,尤其是全身各处的关节及腿部与手部肌肉的拉伸;其次,将患者根据运动能力匹配为两个组,分处两边,双方进行正式打沙包比赛,直到一方人员全部出局为止;最后,运动结束后对患者进行及时的放松活动并让他们进行实时的感受交流。

（7）注意事项：这一运动相对比较激烈，在进行过程中要注意避免因为患者间的相互碰撞或者阻挡导致跌倒及其他意外的发生。同时要注意，预防患者因为激烈的气氛导致心率血压等升高而出现意外；另外，在运动的进程中要让患者去积极体验快乐的氛围与感受并进行有效的交流活动。

二、运动与其他干预手段相结合

（一）虚拟现实技术与运动结合治疗神经退行性疾病

虚拟现实（virtual reality，VR）干预是一种计算机模拟，它允许参与者在一个环境下通过多种感官模式与虚拟图像和对象进行实时交互，是一种可以创建和体验虚拟世界的计算机仿真系统。它利用计算机生成一种模拟环境，使用户沉浸到该环境中，用户可以在虚拟现实世界体验到最真实的感受，其模拟环境的真实性与现实世界难辨真假，让人有种身临其境的感觉；同时，虚拟现实具有一切人类所拥有的感知功能，如听觉、视觉、触觉、味觉、嗅觉等感知系统；它还具有超强的仿真系统，真正实现了人机交互，使人在操作过程中，可以随意操作并且得到环境最真实的反馈。

近年来，随着虚拟现实技术的不断发展，将计算机化、交互式运动训练与游戏相结合作为神经退行性疾病，尤其是帕金森病的治疗与康复的新手段的趋势越来越明显，优势越来越突出。通过虚拟现实技术的支持，患者能够进行大幅度的运动和具有挑战性的平衡和功能性活动，并在一个激烈但可控的虚拟现实环境中接受生物反馈的表现信息，如心率、血压等数据指标。将虚拟现实技术与运动相结合治疗帕金森病得到了大量的实证数据支持，总结相关研究的结论，我们发现了虚拟现实辅助运动干预对于帕金森病患者的作用主要集中于平衡性能和步态表现的提高及跌到风险的降低。除了对帕金森病患者运动症状的积极影响之外，虚拟现实技术结合运动干预对于抑郁等非运动症状也存在潜在的积极作用（Lee，2015）。值得一提的是，在目前的研究中，还没有发现有关于虚拟现实训练的不良影响。

除了对帕金森病患者的治疗作用外，虚拟现实技术对于阿尔茨海默病患者也具有积极的治疗意义。虚拟现实技术通过将患者的感知系统利用起来，使他们的触觉、味觉、嗅觉、运动感知觉等感知功能与虚拟刺激相联系，从而产生思维上的共鸣，是其在心理上感觉到一种沉浸感，如同身处真实世界。这一技术特点使得阿尔茨海默病患者的感知功能得到激活并工作起来，对他们的注意调控、思维形式、学习能力及记忆系统等都起到了积极的作用。另外，虚拟现实技术可以有效改良传统运动单一乏味的特点，通过在运动过程中与周围物体的互动及主动地构想互动对象，可以不断地改变创造出变化的虚拟空间，这一过程使得患者的认知思维范围不断得到扩宽与更新，而这对认知功能受到损害的阿尔茨海默病患者来说无疑是极具作用的。同时,这一过程所带来的趣味性对于患者的抑郁等负面情绪也具有改善作用的。

总之,虚拟现实技术作为近年来兴起的新兴技术,将其应用到运动干预之中,并对神经退行性疾病积极地进行干预治疗是值得研究和实践的。这一技术方便易行、具有趣味性,患者可以在多个场景中使用,尤其是在家中即可以进行训练,免去外出带来的不便。因此,虚拟现实技术与运动结合作为干预神经退行性疾病的新手段是具有积极意义的。

(二)正念减压治疗与运动结合治疗神经退行性疾病

"正念"一词最初起源于佛教,强调有意识、不加评价地觉察当下,是佛教中禅修的主要方式之一。20 世纪 80 年代,美国卡巴金教授在麻省总医院的地下室里将这一理念应用到一批医学手段无望医治的癌症患者身上。卡巴金教授通过正念引导让他们接受与觉察自己当下的状态与感受,而不是一味地去沉浸在病痛的折磨与无望的感受中。令人激动的是,一段时间过后,这批患者对自身疾病的认知及精神面貌都得到了极大改善。

正念治疗几十年来得到了不断发展与应用,具体来讲,正念疗法包括正念减压疗法、正念认知疗法、辩证行为疗法和接纳与承诺疗法。根据神经退行性疾病患者的认知能力和水平的实际情况,以及其与运动干预能够更好地结合,我们认为正念减压治疗结合运动手段对神经退行性疾病患者的效果是较佳的。其具体的作用体现在两个方面,首先,运动中通过实时的身体感受、情绪变化等真实觉知来调控当下的注意与思维,使运动可以更好地进行下去;其次,更多的作用是在运动结束后,当患者完成了一系列的运动后可以及时进行正念减压练习来对身体和心理进行恢复与修通。使患者在运动后体验到一种当下的放松与自我接受,这一感受不仅对于舒缓运动后的疲惫感有积极的作用,还让患者可以更加积极地体验自我,将意识与感知集中到当下内外部的环境中,这对于帕金森病患者的非运动症状及阿尔茨海默病患者的注意、感知觉等认知功能都具有潜在的积极作用。

正念减压治疗这一心理治疗上的重要手段与运动干预这一身体上的干预手段结合起来应用到对神经退行性疾病患者的治疗上,是在身心二维层面上进行联动性的干预,可以更好地对患者的生理上的躯体与运动症状与心理上的情绪等问题进行综合性治疗。因此,将正念减压治疗与运动手段结合对神经退行性疾病患者进行干预是一种打破传统一维治疗手段的可行途径,在理论上和临床实践中都具有积极的意义。

下面是一套针对慢跑运动干预后结合正念呼吸放松的指导方案,以供参考:

(1) 慢跑干预具体见前文中的指导方案。

(2) 待患者运动后放松结束后，引导患者坐于一张瑜伽垫上盘腿坐下或者坐在一张椅子上，不管选择哪一种，患者坐下后要尽量感到舒适。然后播放背景音乐，音乐应选择轻柔舒缓，推荐下载班得瑞乐团的轻音乐作品。由一名专业人员或受过相关训练的护理人员等给予指导语：

"现在你需要调整你的姿势，直到让你感到舒适而又有尊严地坐在那里。让我们去感受一下刚刚完成慢跑的我们的状态，呼吸有一些急促，脸上、背上、手臂上还挂着一些汗水，就这样先去感受我们的真实状态。接下来，让我们将我们的注意力慢慢地转移到我们的呼吸上。让我们一起进行一次深呼吸，吸气的时候感觉到鼻腔凉凉的，呼气的时候感觉鼻腔暖暖的，好的，让我们再进行几次，吸气、呼气（此时的语调应该尽量的慢，维持在 2 s 一吸气，2 s 一呼气，进行3~4 次）。（如果在进行的过程中有外界干扰产生，可以说：'现在我们注意到有一个开门声，不要紧，让我们把注意力再次转移回来，再次回到我们的呼吸上就可以了。'）好的，伴随着悠扬的音乐及缓慢的呼吸，我们感觉到刚才的运动的疲惫感渐渐消失了，我们感到身体在不断地放松，呼吸平静而又稳定，让我们保持一段时间，你可以将注意力集中到我们的舒缓的音乐上，也可以仍旧集中在你的呼吸上……（让患者自行保持 2~3 min，不予打扰）。好的，大家现在都在安静又舒缓地呼吸着，吸气、呼气……接下来，我们一起在心中默数十个数，然后伴随着我们的呼吸慢慢地睁开我们的眼睛，回到环境中来。"

(3) 放松结束后，可以让患者们逐个谈论整个过程中的感受，并与之于刚开始的感受进行对比，还可以相互间进行交流。

（三）团体治疗与运动相结合治疗神经退行性疾病

近年来，对于许多躯体形式的疾病治疗已经逐渐走出了传统的单单进行生物层面治疗的一维模式，更多地强调在进行生物治疗的同时给予患者心理层面的疏导及社会层面的支持，即是一种生物-心理-社会的三维模式。这一理论模式推广到神经退行性疾病患者身上仍具有极强的治疗性指导意义。例如，对帕金森病患者来说，我们需要进行必要的药物治疗以及一系列可行的非药物治疗，从患者的生物生理机制上进行及时干预，避免病情恶性发展。同时，我们也要关注帕金森病患者由运动症状，如手不停抖动等引起的自卑焦虑等不良情绪。这些情绪会影响他们治疗的积极性甚至对治疗有抵触情绪。

因此，给患者心理支持是十分有必要的。此外，社会因素对患者同样重要，其中家庭亲人的支持及社会的理解占据着最为重要的地位。帕金森病患者因为其症状表现需要家庭专门的照料，随着时间的推移及日常生活中烦琐的细节，不可避免地会造成家人的劳累与不满，这给患者带来的影响是潜在而又巨大的。我们也常常在医院或者护理机构中可见，很多时候并不是患者本身对于治疗的不配合，而是家属的不理解与不配合。因此，让患者得到足够的社会支持是进行治疗的保障条件。

团体心理治疗是在个体心理治疗的基础上演变而来的一种心理治疗方式。其作用机制在于团体是一个微缩的社会模型，个体会在团体中重现其社会交往模式，个体的问题会通过团体成员的相互支持而得到解决并延伸到社会交往中去。这里根据神经退行性疾病患者的实际特点，重点介绍住院患者同质性团体。

住院患者同质性团体的开展是美国心理学家 Irvin D. Yalom 在斯坦福医院推行并得到世界认可的一种患者互助式团体。同质性团体即是患有同种疾病的患者或者其功能水平在同一水平上的患者所组成的一种团体形式，一般有5～8个人组成，最多不超过12个人。在这种团体中，带领者首先会以真诚的态度向患者强调保密性，以降低患者的戒备心及害怕隐私被泄露的担忧。患者在团体中也会因为真诚的氛围及与他人的深切遭遇而逐渐产生共鸣，慢慢地卸下防备心理，敞开自己的内心，将困扰已久的真实想法在团体内表达出来。因为这种在团体里真实的存在感受，患者间会感受到一种真诚的相遇，相互间支持与理解，促进彼此。这种团体对于治疗帕金森病患者因为运动症状而引发的心理困扰再合适不过，他们会将平时羞于启齿的感受在同病相怜的病友间尽情吐露，得到心理上的宽慰与释放。这对于他们的药物治疗有着不一般的促进作用。亚隆经过上千次的团体实践，认为通过住院团体而使患者得到好处的原因是多种多样的，他经过分析提取出了最有代表性的"疗效因子"以揭示这一机制，具体如下：

（1）希望重塑：希望不仅能够让来访者坚持治疗，而且来访者对治疗效果的信心本身就有助于治疗。希望可以改善团体舒适感，增强团体间连接并治疗轻微不适。

（2）普通性：在治疗过程中，特别是早期阶段，对来访者的独特感给予肯定，本身就能缓解其情绪。

（3）传递信息：指的是由治疗师提供的教导式指导，包括治疗师对精神健康、精神疾病和一般精神动力学知识的指导，或者其他团体成员给出的忠告、建议或直接指导等。

（4）利他主义：在团体中，成员通过付出而有所收获，不仅从接受帮助-相互给予-接受关系的一部分中受惠，也从给予的行为本身有所获益，收获到自我价值体现，自尊的提升。

（5）原先家庭的矫正性重现：治疗团体在许多方面都类似于家庭，有权威/父母、同辈、姐妹兄弟的角色、强烈的情感、深厚的亲密感和敌对竞争的情感。

对于早期家庭冲突的复现是重要的，矫正性的复现更加重要。

（6）提高社交技能：提高社会技巧使得成员融会贯通；学会如何有效回应他人；指导解决冲突的办法；较少进行主观评价而是更善于准确地体验和表达共情。

（7）行为模仿：团体成员会在治疗期间模仿治疗师和其他成员的言谈举止，如自我暴露和支持。行为模仿在早期阶段作用更为明显。

（8）人际学习：人类不仅是需要同类相伴左右的群居性动物，而且我们有这样一种天生的倾向，即希望被同伴注意，希望获得赞同。对一个人来说，最大的惩罚是脱离社会，并完全被人遗忘，而不是躯体上的惩罚。

（9）凝聚力：即团体所形成的相互接纳、相互信任的氛围，包括患者之间及患者与治疗师之间。团体中成员的相互接纳是极其重要的，而这种相互接纳的氛围的形成是创造团体凝聚力不可或缺的因素。

（10）宣泄：区别于传统的弗洛伊德式宣泄，此疗法在单一的情感宣泄基础上，同时伴有某种认知上的学习。成员之间若能表达强烈情感，同时又诚恳地审视这些情绪，将有助于形成亲近联盟。

（11）存在意识："存在"这个动词就是答案。简单来说，就是让患者感觉到是被重视的。"同在"在所有疗效因子中皆蕴含着助人的力量。

带领患者团体是一项十分专业的活动，经过专业训练的团体治疗师才可以进行带领患者团体。对于神经退行性疾病患者而言，在进行运动干预时加之以团体心理治疗解决其心理困扰，这对运动干预的效果及对运动干预的积极性等都有促进作用。在住院患者团体之外，还可以开展门诊团体，如需要进行更加深入地了解与学习，可阅读 Irvin D. Yalom 的相关著作或者进行专业的培训。总之，身心的紧密联系及相互作用使我们必须要考虑身体之外心理因素的重要性，因此，将团体心理治疗作为运动干预神经退行性疾病的一种辅助途径具有理论的合理性及实践的价值与可操作性。

本章参考文献

AMERICAN COLLEGE OF SPORTS MEDICINE, 2018. Benefits and risks associated with physical activity. ACSM Guidelines for Exercise Testing & Prescription.

CHURCH T S, EARNEST C P, BLAIR S N, 2007. Effects of Different Doses of Physical Activity on Cardiorespiratory Fitness Among Sedentary, Overweight or Obese Postmenopausal Women With Elevated Blood Pressure: A Randomized Controlled Trial [J]. JAMA, 297(19): 2081-2091.

GARBER C E, BLISSMER B, DESCHENES M R D, et al., 2011. Quantity and Quality of Exercise for Developing and Maintaining Cardiorespiratory, Musculoskeletal, and Neuromotor Fitness in Apparently Healthy Adults: Guidance for Prescribing Exercise

［J］. Medicine & Science in Sports & Exercise，43(7)：1334-1359.

LEE G，2015. Effects of Virtual Reality Exercise Program on Balance and Quality of Life Among Patients with Parkinson's Disease. The Official Journal of the Korean Academy of Kinesiology，17(1)：49-61.

SISSON S B，KATZMARZYK P T，EARNEST C P，et al.，2009. Volume of exercise and fitness nonresponse in sedentary，postmenopausal women［J］. Medicine and science in sports and exercise，41(3)：539-545.

WORLD HEALTH ORGANIZATION，2010. Global Recommendations on Physical Activity for Health. World Health Organization.

第八章

研究展望

第一节 利用气味结合蛋白预测神经退行性疾病

一、气味结合蛋白介绍及分类

气味结合蛋白（odorant-binding protein，OBP）是一类小分子、可溶性很高的一种蛋白，主要存在于脊椎动物的鼻黏膜上，具有载体运输、识别信息化学物质的作用，其亚基分子量为 17～20 kDa。它们由鼻腔的不同腺体分泌，并在鼻黏液中释放，它们的浓度虽然很难测量，但预计浓度很高，可能达到毫摩尔值（Pelosi & Garibotti，1992；Pevsner & Snyder，1990；Snyder et al.，1988）。

OBP 最早由 Pelosi 等在 1981 年在做配体结合实验时发现，因其具有结合 2-异丁基-3-甲氧基吡嗪和气味的能力，被命名为"吡嗪结合蛋白"。后来，越来越多的研究发现，其他化学类别的气味也是这个蛋白的良好配体时，Pevsner 等（1986 年）建议将"吡嗪结合蛋白"改为"气味结合蛋白"，这一建议得到认可并一直沿用至今。

人类气味结合蛋白（human odorant-binding protein，hOBP）是指主要存在于人类鼻黏膜上的，具有载体运输、识别信息化学物质的作用的蛋白。目前，唯一在人类身上发现的 OBP 是在嗅裂的黏液中发现的，其位于嗅上皮所在位置（Briand et al.，2002），在 9q34 染色体上。

$hOBP$ 基因可分为 $hOBP_{IIa}$ 基因和 $hOBP_{IIb}$ 基因。$hOBP_{IIa}$ 基因编码蛋白质 hOBP-2A，这个蛋白质与大鼠 OBP-2 的同源性为 45.5%，该基因在鼻腔中转录。与 $hOBP_{IIa}$ 基因不同，$hOBP_{IIb}$ 基因在生殖器中转录并编码与人眼泪脂蛋白-1 有 43% 相同的蛋白质。然而，只有 $hOBP_{IIa}$ 基因在鼻腔的上部区域转录，在这个区域嗅觉系统通过嗅觉受体检测到气体刺激（Briand，2009），因此有学者认为 hOBP$_{IIa}$ 蛋白在外周嗅觉系统中扮演着重要作用。$hOBP_{IIa}$ 基因包含主要等位基因 A 和次要等位基因 G，与在脊椎动物的 OBP 一样，hOBP 是以微摩尔范围内的解离常数结合许多不同的气味分子。hOBP-2A 的特征还在于它与强效气味剂 2-异丁基-3-甲氧基吡嗪的亲和力低，而与大型脂肪酸的亲和力很高。

二、OBP 在嗅觉中的作用

OBP 的具体生理作用一直是学者们关心的核心问题,尽管关于这方面有很多研究,但他们的具体生理作用却仍不是很明确。

第一,过滤作用。OBP 通过选择性地结合特定气体,在嗅觉传导过程中起到外周过滤器的作用(Van den berg et al.,1991)。

第二,载体作用。OBP 可以结合气味并将其携带到嗅觉神经元的膜上,从而帮助疏水性化合物穿过黏液层(Pevsner & Snyder,1990)。另外,OBP 可以从受体中去除异味,从而促进它们的快速活化。

第三,缓冲作用。气味被受体识别产生级联反应后,OBP 迅速与其结合,形成 OBP-气味复合物,阻止气味进一步刺激受体,以便受体恢复敏感性(Kaissling,1986)。

三、$hOBP_{IIa}$ 基因多态性与嗅觉关系

通过研究发现,在 $hOBP_{IIa}$ 基因中,主要等位基因 A 与嗅觉表现正相关,而含有次要等位基因 G 的被试嗅觉表现较差(Bar barossa et al.,2017)。Sollai 等(2019 年)提取了 69 名健康受试者的唾液,分析他们 $hOBP_{IIa}$ 基因的多态性发现,含有等位基因 AA 和 AG 的受试者在嗅觉阈值上显著低于含有等位基因 GG 的受试者。而在帕金森病患者身上也有类似发现,$hOBP_{IIa}$ 蛋白中等位基因类型为 AA 的女性帕金森病患者与健康对照组的嗅觉表现不存在显著差异,且显著高于等位基因为 AG/GG 的帕金森病患者(Melis et al.,2019)。根据以上研究结果,关于 $hOBP_{IIa}$ 基因的多态性与嗅觉表现的相关性,多数研究结果支持含有等位基因 AA 的嗅觉功能显著高于含有 GG 的被试,多数嗅觉正常的人群大多含有等位基因 AA 和 AG,而存在嗅觉障碍的受试者大多数含有 GG 等位基因。目前,这方面的研究主要关注行为层面的差异,未来研究拟在以往研究基础上进一步探索等位基因类型与嗅觉脑区的相关性及对利用 OBP 基因多态性进行干预效果的验证。

第二节　利用嗅觉间质干细胞对神经退行性疾病进行干预

一、嗅觉间质干细胞介绍

间充质干细胞是一种多能干细胞,它具有干细胞的所有共性,即自我更新和多向分化能力。间充质干细胞不仅存在于骨髓中,也存在于骨骼肌、骨外膜

和骨小梁中。它分化的组织类型十分广泛,因此临床应用价值不菲(龚业莉,2014)。嗅觉间质干细胞(olfactory ecto-mesenchymal stemcells, OE-MSC)是嗅固有层中的一种新型常驻干细胞(Delorme et al., 2010)。嗅觉间质干细胞位于鼻腔,主要来源于神经嵴细胞。

二、嗅觉间质干细胞的特点

1. 高自我更新能力

嗅觉间质干细胞具有较高的自我更新能力。通过有限稀释法对单个嗅觉间质干细胞的增殖情况进行分析和测量,结果发现嗅觉间质干细胞的克隆效率为 32.5％,说明了其具有较高的自我更新能力。为了进一步验证嗅觉间质干细胞的自我更新能力,研究者在添加了 10％的胎牛血清后进一步采用第三级单细胞克隆的多谱系分化对其进行分析,结果显示单细胞克隆可以分化为中胚层和外胚层来源的细胞(Hauser et al., 2012)。在此,我们认为单个嗅觉间质干细胞的克隆可以分化为中胚层和外胚层的细胞。因此,我们认为嗅觉间质干细胞具有较高的自我更新能力。

2. 高度增殖能力

嗅觉间质干细胞具有高度增殖能力。与骨髓干细胞相比,接种 2 周后的嗅觉间质干细胞种群增加了近 3 倍。嗅觉和骨髓干细胞群由形态各异的贴壁细胞组成,干细胞有两个关键特征:球体形成和巢蛋白表达。当在含有表皮生长因子(50 ng/mL)和碱性成纤维细胞生长因子 2(50 ng/mL)的无血清培养基在聚 L-赖氨酸上生长时,骨髓和嗅觉间质干细胞均会形成球体,且都有巢蛋白表达,但是嗅觉间质干细胞染色更强烈。此外,当用标记的神经干细胞的抗NG2 抗体染色时,我们发现 2 个细胞群之间存在显著差异,只有很少一部分的骨髓干细胞表达了 NG2 硫酸软骨素蛋白聚糖,但所有嗅觉间质干细胞均对该标记呈阳性,且 NG2 染色强度较骨髓干细胞更强。这说明嗅觉间质干细胞具有更好的细胞增殖能力。而这种细胞增殖能力不管是在短期(2 周)还是长期(>15 周)培养中均有优势。嗅觉和骨髓干细胞在第 2 周的倍增时间分别为28.5 h(±5.5 h)和 73.6 h(±14.7 h)。嗅觉间质干细胞的长期倍增时间为112.2 h(±10.2 h),而骨髓干细胞在 360 h 后仍未达到倍增(Delorme et al., 2010)。

3. 嗅觉间质干细胞与神经上皮存在独一无二的联系

神经上皮和固有层之间的分子信号传导影响嗅觉途径的发展(LaMantia et al., 2000)。通过差异调控基因列表发现,嗅觉间质干细胞能够穿过基底膜以分化为神经元,并可能在广泛的外周损伤后补充嗅上皮。最近的研究也发现,嗅觉间质干细胞是神经上皮-间质转化和再生的关键因素(Schneider et al.,

2008)。

4. 具有多系分化能力(Hauser et al., 2012)

（1）具有分化为外胚层神经元的能力：为了研究嗅觉间质干细胞的外胚层分化潜能,将它们在神经元分化培养基中培养了 4 周,随后通过免疫细胞化学染色、RT-PCR 和突触小泡循环实验等方法来分析分化的嗅觉间质干细胞。通过免疫细胞化学染色可以清楚地检测到外胚层神经元标志物的共表达,染色分析结果显示分化后的嗅觉间质干细胞具有典型的神经元形态,并形成神经元网络样连接。通过 RT-PCR 分析进一步确定嗅觉间质干细胞分化的神经元类型,结果说明嗅觉间质干细胞主要分化为谷氨酸能神经元。

（2）可分化为中胚层神经元：嗅觉间质干细胞在分化诱导条件下培养至少 7 天后,将细胞固定并加工用于免疫细胞化学,并采用自发多谱系分化测定研究其分化为中胚层神经元的潜力,在 $0.01\% \pm 0.005\%$ 的分化细胞中可检测到中胚层细胞标志物,这说明嗅觉间质干细胞确实具有分化为中胚层神经元的能力。

（3）存活性高且能分化成神经嵴细胞：将嗅觉间质干细胞转导后移植到鸡的胚胎中,经过 3 天的孵育后进行固定和水平切片,发现嗅觉间质干细胞发生链迁移,而且偏向于背侧迁移而非腹侧迁移。链迁移是神经嵴细胞发育时的典型特征。神经嵴细胞是一种胚胎发育过程中的过渡性多能细胞,这种细胞经诱导后可发生迁移,并分化进入多种细胞谱系。

5. 容易提取

嗅觉间质干细胞可从位于鼻腔中的嗅觉黏膜中提取(Duan & Lu, 2015),这种提取方式可以让嗅觉间质干细胞从多数人体内都可以获取,避免使用胚胎干细胞引起的伦理问题。

三、与骨髓干细胞的比较

嗅觉间质干细胞具有以上特点,可能因为它与骨髓干细胞高度相似。骨髓干细胞具有多向分化潜能、造血支持和促进干细胞植入、免疫调控和自我复制等特点,在体内或体外特定的诱导条件下,可分化为脂肪、骨、软骨、肌肉、肌腱、韧带、神经、肝、心肌、内皮等多种组织细胞,连续传代培养和冷冻保存后仍具有多向分化潜能,可作为理想的种子细胞用于衰老和病变引起的组织器官损伤修复。骨髓间充质干细胞来源广泛,易于分离培养,并且具有较强的分化潜能和可自体移植等。嗅觉间质干细胞在细胞分化能力上与之类似,但却比骨髓干细胞更易提取。

1. 与骨髓干细胞的相似之处

（1）与骨髓干细胞共享膜标志物。采用流式细胞仪对嗅觉间质干细胞和骨髓干细胞进行了 34 种膜标志物的分析。在已知由骨髓干细胞表达的 21 种标志物中，嗅觉间质干细胞也有同样表达。而骨髓干细胞未表达的其他 12 种标志物，也未在嗅觉间质干细胞上发现。

（2）基因聚类表明嗅觉干细胞与骨髓干细胞密切相关。为了检查在蛋白质水平上观察到的相似性是否在转录水平上得到证实，有研究对嗅觉间质干细胞和骨髓干细胞基因阵列数据进行了层次聚类和主成分分析，比较发现嗅觉干细胞群是同质的，并且间充质谱系与骨髓干细胞密切相关。在间充质细胞中，嗅觉干细胞和骨髓干细胞聚集在一起（Delorme et al.，2010）。

（3）嗅觉干细胞的转录组谱显示出分化为骨细胞的倾向。尽管属于间充质干细胞，但嗅觉间质干细胞仍具有独有的特征。嗅觉间质干细胞具有主动分裂的倾向性，许多参与有丝分裂的基因呈现上调证实了这一点。我们知道骨髓干细胞能分化为脂肪细胞、软骨细胞和骨细胞。嗅觉干细胞组中差异调节的转录物表明，软骨生成抑制剂和脂肪形成抑制剂被上调，而神经发生激活剂和成骨作用过度表达。因此，我们预测这些干细胞将表现出产生软骨细胞和脂肪细胞的能力较弱，以及产生神经细胞和成骨细胞的能力较强。

2. 与骨髓干细胞相比更有优势

（1）嗅觉干细胞在体外分化为成骨细胞和脂肪细胞，但不分化为软骨细胞。有研究显示，骨髓干细胞会分化出软骨细胞，但嗅觉干细胞却没有这个倾向，相反，大部分嗅觉干细胞可分化为成骨细胞。

（2）比骨髓干细胞具有更高的克隆效率，且克隆后的细胞也能分化出骨细胞和神经元。经过 21 天的培养后，嗅觉干细胞的克隆百分比为 $63.7\% \pm 3.1\%$（M±SD），显著高于骨髓干细胞的克隆百分比：$19.5\% \pm 1.9\%$（M±SD）（$p < 0.000\ 1$）。

嗅觉干细胞的这些特征与端粒调节和维持端粒酶活性有关。最近的研究中已证实与其他干细胞相比，在体外条件下嗅觉干细胞分化为多巴胺能神经元的能力更强。此外，最近研究表明，嗅觉干细胞具有控制 T 细胞反应的免疫抑制能力，可以在靶向自身免疫疾病中发挥重要作用（Rui et al.，2016），促使帕金森病患者分泌 PAX2、PAX5、PITX3、DAT、酪氨酸羟化酶，这些蛋白酶的分泌有助于患者的神经再生和病情恢复。

四、嗅觉间质干细胞的应用

嗅觉间质干细胞鉴于以上特点，引起了众多学者的关注，目前也有不少研究证明了它在临床应用上的可行性和优势。

1. 治疗帕金森病

首次将嗅觉间质干细胞应用于帕金森病的案例以小鼠作为实验对象。

Simorgh 等(2019 年)在 6-羟基多巴胺模型诱导的帕金森病小鼠身上注射了嗅觉间质干细胞,嗅觉间质干细胞从嗅黏膜的固有层中分离出,并使用流式细胞仪和免疫细胞化学对其进行了表征。结果显示,嗅觉间质干细胞对帕金森病小鼠具有显著的促进作用,具体表现为嗅觉间质干细胞的注入使治疗组中阿扑吗啡诱导的旋转量显著减少,明显低于未注射病变组。移植的嗅觉间质干细胞成功与宿主组织整合,纠正了行为障碍,如左前肢(病变对侧)的运动缺陷。在未注射嗅觉间质干细胞的病变组中,左右黑质致密部的中脑多巴胺能神经元标志物(酪氨酸羟化酶、DAT、PAX2、PAX5 和 PITX3)的表达均显著不同,且死亡细胞数量增加,这证实了未注射病变组黑质致密部的形成及多巴胺能神经元的丢失。而嗅觉间质干细胞却有效补偿了注射组帕金森病小鼠在黑质致密部的多巴胺能神经元的损失,并有效减少了细胞死亡。此外,我们检查了嗅觉间质干细胞是否具有多巴胺能神经元表达功能。通过定量反转录 PCR 分析发现,未注射病变组 TH、DAT、PAX2、PAX5 和 PITX3 水平显著低于注射组。这些多巴胺能神经元的蛋白质表达水平在注射组中也显著高于未注射病变组。移植的嗅觉间质干细胞能够表达多巴胺能标记或分泌生长因子、抗凋亡因子和其他细胞因子,它们可以促使邻近细胞存活并增加多巴胺能标志物的表达,并促使帕金森病患者分泌 PAX2、PAX5、PITX3、DAT、酪氨酸羟化酶,这些蛋白酶的分泌有助于患者的神经再生和病情恢复。

在治疗由多巴胺能神经元变性引起的帕金森病时,凭着良好的可塑性和分化能力(Yousefi et al.,2017)及分化多巴胺能神经元的能力,干细胞移植作为一种有效治疗手段在动物模型中得到验证(Trzaska et al.,2007)。然而,由于干细胞来源于中胚层,它们分化为神经源性细胞的能力较低(Song et al.,2007)。嗅觉间质干细胞作为一种间充质干细胞,且起源于外源间充质细胞,因此它同时具有间充质和外胚层细胞的特征(Calloni et al.,2009),这种与神经系统具有相同的神经外胚层起源,使它们成为神经退行性疾病的干细胞治疗的潜在优质干预手段(Ishii et al.,2012)。事实上,已有研究证明与脐带 Wharton 胶间质干细胞相比,嗅觉间质干细胞在治疗帕金森病上确实有以下优势:①更强的细胞增殖能力;②多巴胺能神经元的分化更高效。为了比较这两种细胞类型分化为多巴胺能神经元细胞的能力,培养了 12 天后对其进行分析。分析结果显示,嗅觉间质干细胞的神经祖细胞标志物巢蛋白,以及主要的多巴胺能细胞标志物 MAP2、PITX3、TH(多巴胺生物合成中的限速酶)和 DAT(一种可重新吸收从多巴胺能神经元释放的多巴胺的蛋白质)的上调幅度显著高于脐带 Wharton 胶间质干细胞。脐带 Wharton 胶间质干细胞在培养 12 天后的 PITX3,TH 和 DAT 含量分别为 $13.99\pm3.87\%$、$18.54\pm3.43\%$ 和 $16.39\pm4.70\%$;嗅觉间质干细胞的对应含量为 $30.77\pm2.99\%$、$44.70\pm4.03\%$ 和

37.76±3.10％，二者间存在显著差异(Aliz ad eh et al.，2019)。

2. 促进运动神经元的生长

在许多严重的神经系统疾病中，脊柱运动神经元功能的退化会导致人类基本行为的困难，如呼吸、行走、吞咽以等肌肉运动(López-González et al.，2012)。曾经有研究通过腺病毒基因传递的转录因子代码从人类多能干细胞分化出运动神经元，这种方法能在短时间内分化出成熟的运动神经元，但它对基因操作要求极其精确，且操作过程十分耗时(Hester et al.，2011)，所以难以普遍推广。如果有一种简单有效的方法能在短时间内产生运动神经元且不需要复杂精确的基因操作，那么这对治疗运动神经元受损导致的相关疾病非常重要。基于上文介绍的嗅觉间质干细胞的特性，Bagher 等(2019 年)尝试用嗅觉间质干细胞分化运动神经元。他们将从患者的鼻腔内提取的嗅觉间质干细胞放入聚苯乙烯组织培养基和导电水凝胶中 2 周，之后采用免疫荧光染色和流式细胞仪检测蛋白水平上运动神经元特异性标志物的表达，证实了分化细胞中的运动神经元的标志物 Isl1 和 Hb9 蛋白均为阳性，这说明嗅觉间质干细胞成功分化出运动神经元。通过流式细胞仪评估运动神经元的标志物(Islet-1t 和 HB9)，他们发现 Islet-1 的含量为 36.33％±2.61(M±SD)，Hb9 的含量为 54.43％±1.55(M±SD)。$Hb9$ 属于同源盒基因，在运动神经元分化的晚期由运动神经元选择性表达(Arber et al.，1999)。Reinhardt 等(2013 年)发现，人类神经祖细胞的小分子能在 30 天内将 Hb9 的含量提高到 50％，而嗅觉间质干细胞能在 2 周内将 Hb9 含量提高到接近比例。

3. 类风湿关节炎和其他自身免疫性疾病的治疗

以往研究发现，干细胞通过调节 T 细胞和 B 细胞的增殖和分化、树突状细胞的成熟及 NK 细胞的活性而具有强大的免疫抑制功能，这种免疫调节特性使其非常适合调节自身免疫反应和靶向治疗自身免疫疾病，在应用干细胞来治疗自身免疫性疾病和同种异体移植排斥反应方面取得了重大进展，但骨髓干细胞难以提取是目前一直需要解决的难题。鉴于嗅觉间质干细胞可直接从鼻黏膜提取，如果它也具有免疫抑制能力，那么这个问题就迎刃而解。为了探索这个问题，Rui 等(2015 年)在小鼠身上进行实验，他们用胶原蛋白诱发小鼠关节炎，并将其分成两组：一组注射骨髓干细胞，另一组注射嗅觉干细胞。通过比较这两组，研究发现与骨髓干细胞相比，嗅觉干细胞同样具有以下特点：

(1) 更强的免疫抑制功能。尽管两种干细胞均可有效抑制 T 细胞增殖，但嗅觉干细胞的对 T 细胞的抑制作用更强，表明其有更强的免疫抑制作用。

(2) 更有效抑制关节炎小鼠的病情发展。被胶原蛋白诱发关节炎的小鼠出现严重的纤维滑膜和关节周围增生，并伴有高水平的炎性细胞浸润。将嗅觉干细胞和骨髓干细胞分别过继转移到被诱发关节炎的小鼠后，这两组小鼠的关节炎都明显降低,骨髓干细胞治疗组仅观察到轻度的纤维血管滑膜和关节周增生,几乎没有浸润的炎性细胞。嗅觉干细胞也未观察到明显的关节损伤,关节炎小鼠仍能观察到清楚的关节间隙和完整的软骨,这说明两种治疗方式都有效抑制了炎症。但进一步比较这两组后会发现,嗅觉干细胞治疗组的总疾病发生率显著低于骨髓干细胞治疗组,关节病变程度也显著低于骨髓干细胞治疗组。

(3) 可在体内促进调节性 T 细胞扩增并抑制 Th1/Th17 反应。与骨髓干细胞相比,嗅觉干细胞显著降低了促炎性细胞因子水平,提高调节性 T 细胞水平,同时它能够通过重新校准抗炎性调节性 T 细胞和炎性效应 T 细胞亚群之间的平衡来抑制炎性反应。为了确定嗅觉干细胞是否可以直接调节体外调节性 T 细胞的分化,我们将原始 CD4$^+$ T 细胞与嗅觉干细胞进行了共培养,发现在培养基中嗅觉干细胞确实显著促进了调节性 T 细胞的分化。这从体外的角度证明了嗅觉干细胞确实促进了调节性 T 细胞扩增(Rui et al.,2016)。

4. 对海马病变患者的治疗

海马位于颞叶内侧(Kadar et al.,1998),在认知过程中起着核心作用。海马神经元损失会导致学习和记忆等障碍(Grady et al.,2003、Miller et al.,2005)。Nivet 等(2011 年)将嗅觉干细胞植入小鼠体内,这些小鼠的双侧海马在实验开始时进行了损伤处理,海马神经元细胞已大量损失。他们将小鼠分为 3 组,一组对海马损伤小鼠植入嗅觉干细胞,第二组为海马损伤小鼠但没有干预,第三组是健康小鼠,在病变后 3 周和嗅觉干细胞移植后 4 周评估小鼠的记忆力并扫描小鼠的脑结构。该研究通过利用嗅觉管迷宫和莫里斯水迷宫测量小鼠的联想记忆、空间学习能力和空间参考记忆。通过 MRI 扫描小鼠大脑以比较这 3 组的脑机制。通过分析,得出以下结论:

(1) 嗅觉干细胞有助于小鼠恢复记忆。虽然与健康组相比,其他两组的小鼠的记忆均显著下降,但嗅觉干细胞治疗组的表现要显著高于不干预病变组,说明嗅觉干细胞促进了海马神经元的恢复。

(2) 嗅觉干细胞恢复突触传递和长期的突触可塑性。嗅觉干细胞治疗组在受到电刺激时表现出显著高于不干预组的长时程增强,虽然低于健康组,但是这说明嗅觉干细胞治疗组的突触传递的恢复。

(3) 能在病变小鼠的海马中存活、迁移、分化出神经元并刺激内源性神经发生。在移植嗅觉干细胞后 5 周,有 60 000~90 000 个外源细胞(存活率为13%~20%)在病变小鼠海马存在。在嗅觉干细胞治疗组的受损海马区域,发现大量的神经元标志物,内源性神经元增殖了 1.8 倍。

有意思的是,当把嗅觉干细胞移植到无损伤一侧海马时,嗅觉干细胞不会停留在此,它们会迁移到对侧的受损海马并分化成新的神经元。以上结果说明嗅觉干细胞具备修复海马损伤的潜能。

五、未来研究展望

由于嗅觉既有骨髓干细胞强大的细胞增殖特性，同时又较易提取，所以称为骨髓干细胞优质的替代物。未来研究可在以下方面进行拓展：

1. 从体外到体内

虽然部分研究已将嗅觉干细胞移植到动物体内，但大多数研究还是停留在体外培养基的研究层次上。未来研究可在原有基础上，将嗅觉干细胞植入动物体内，观察它们在体内的增殖分化情况。

2. 研究方法多样化

在常规方法基础上，未来研究可结合更多技术手段，如 fNIR、fMRI 等脑图像，以观察植入嗅觉干细胞对个体在细胞层面上产生影响外，对大脑结构是不是也产生积极影响。

3. 扩大研究群体

目前，嗅觉干细胞的应用主要用于帕金森病小鼠、海马病变小鼠和关节炎小鼠，并证实在治疗这些疾病上确实改善了病情。我们建议将研究对象扩大到其他群体，如阿尔茨海默病患者、白血病患者等，为以后在人类身上的应用打下基础。

本章参考文献

龚业莉，2014. 走近神奇的干细胞移植［M］. 西安：西安交通大学出版社：97.

ALIZADEH R，BAGHER Z，KAMRAVA S K，et al.，2019. Differentiation of human mesenchymal stem cells（MSC）to dopaminergic neurons：A comparison between Wharton's Jelly and olfactory mucosa as sources of MSCs［J］. Journal of Chemical Neuroanatomy，(96)：126-133.

ARBER S，HAN B，MENDELSOHN M，et al.，1999. Requirement for the homeobox gene Hb9 in the consolidation of motor neuron identity［J］. Neuron，23(4)：659-674.

BAGHER Z，ATOUFI Z，ALIZADEH R，et al.，2019. Conductive hydrogel based on chitosan-aniline pentamer/gelatin/agarose significantly promoted motor neuron-like cells differentiation of human olfactory ecto-mesenchymal stem cells［J］. Materials science & engineering，101(AUG)：243-253.

BARBAROSSA I T，OZDENER M H，MELANIA，et al.，2017. Variant in a common odorant-binding protein gene is associated with bitter sensitivity in people［J］. Behav Brain Res，(329)：200-204.

BOONE N，LORIOD B，BERGON A，et al.，2010. Olfactory Stem Cells，a New Cellular Model for Studying Molecular Mechanisms Underlying Familial Dysautonomia［J］. Plos One，5(12)：e15590.

BRIAND L, ELOIT C, NESPOULOUS C, et al., 2002. Evidence of an odorant-binding protein in the human olfactory mucus: location, structural characterization, and odorant-binding properties[J]. Biochemistry, 41(23): 7241-7252.

BRIAND L, 2009. Odorant-Binding Proteins: Encyclopedia of Neuroscience. Berlin, Heidelberg: Springer Berlin Heidelberg: 2953-2957.

CALLONI G W, DOUARIN N, DUPIN E, 2009. High frequency of cephalic neural crest cells shows coexistence of neurogenic, melanogenic, and osteogenic differentiation capacities[J]. Proceedings of the National Academy of Sciences, 106(22): 8947-8952.

DELORME B, NIVET E, GAILLARD J, et al., 2010. The human nose harbors a niche of olfactory ectomesenchymal stem cells displaying neurogenic and osteogenic properties [J]. Stem Cells & Development, 19(6): 853-866.

DUAN D, LU M, 2015. Olfactory mucosa: a rich source of cell therapy for central nervous system repair[J]. Rev Neurosci, 26(3): 281-293.

GRADY M S, CHARLESTON J S, MARIS D, et al., 2003. Neuronal and glial cell number in the hippocampus after experimental traumatic brain injury: analysis by stereological estimation[J]. Journal of Neurotrauma, 20(10): 929-941.

HAUSER S, WIDERA D, QUNNEIS F, et al., 2012. Isolation of novel multipotent neural crest-derived stem cells from adult human inferior turbinate [J]. Stem Cells & Development, 21(5): 742-756.

HESTER M E, MURTHA M J, SONG S W, et al., 2011. Rapid and Efficient Generation of Functional Motor Neurons From Human Pluripotent Stem Cells Using Gene Delivered Transcription Factor Codes [J]. Molecular Therapy the Journal of the American Society of Gene Therapy, 19(10): 1905-1912.

ISHII M, ARIAS A C, LIU L Q, et al., 2012. A Stable Cranial Neural Crest Cell Line from Mouse[J]. Stem Cells & Development, 21(17): 3069-3080.

KADAR T, DACHIR S, SHUKITT-HALE B, et al., 1998. Subregional hippocampal vulnerability in variousanimal models leading to cognitive dysfunction[J]. J Neural Transm, 105(8-9): 987-1004.

KAISSLING K E, 1986. Chemo-electrical transduction in insect olfactory receptors[J].Annu Rev Neurosci, (9): 121-145.

KE R, ZHANG Z J, TIAN J, et al., 2015. Olfactory ecto-mesenchymal stem cells possess immunoregulatory function and suppress autoimmune arthritis[J]. Cellular & molecular immunology, 13(3): 401-408.

LAMANTIA A S, BHASIN N, RHODES K, et al., 2000. Mesenchymal/epithelial induction mediates olfactory pathway formation[J]. Neuron, (28): 411-425.

LÓPEZ-GONZÁLEZ R, VELASCO I, 2012. Therapeutic potential of motor neurons differentiated from embryonic stem cells and induced pluripotent stem cells[J], Arch Med Res, 43 (1): 1-10.

MELIS M, SOLLAI G, MASALA, et al., 2019. Odor identification performance in

Idiopathic Parkinson's disease is associated with gender and the genetic variability of olfactory binding-protein（OBPⅡa）［J］. Chem Senses, (44): 311-318.

MILLER D B, O'CALLAGHAN J P, 2005. Aging, stress and the hippocampus[J]. Ageing Res Rev., 4(2): 123-140.

NIVET E, VIGNES M, GIRARD S D, et al., 2011. Engraftment of human nasal olfactory stem cells restores neuroplasticity in mice with hippocampal lesions［J］. Journal of Clinical Investigation, 121(7): 2808-2820.

PELOSI P, GARIBOTTI M, 1993. Peripheral aspects of olfaction[J]. Cytotechnology, 11 (1): 7-11.

PEVSNER J, SNYDER S H, 1986. Odorant-binding protein: localization to nasal glands and secretions[J]. Proceedings of the National Academy of Sciences of the United States of America, 83(13): 4942-4946.

PEVSNER J, SNYDER S H, 1990. Odorant-binding protein: odorant transport function in the vertebrate nasal epithelium[J]. Chemical Senses, (15): 217-222.

REINHARDT P, GLZTZA M, HEMMER K, et al., 2013. Derivation and Expansion Using Only Small Molecules of Human Neural Progenitors for Neurodegenerative Disease Modeling[J]. PLoS ONE, 8(3): e59252.

RUI K, ZHANG A, TIAN J, et al., 2015. Olfactory ecto-mesenchymal stem cells possess immunoregulatory function and suppress autoimmune arthritis[J]. Cellular & Molecular Immunology, 13(3).

SCHNEIDER M, HANSEN J L, SHEIKH S P, 2008. S100A4: a common mediator of epithelial-mesenchymal transition, fi brosis and regeneration in diseases? [J]. J Mol Med, 86(5): 507-522.

SIMORGH S, ALIZADEB R, EFTEKHARZADEH M, et al., 2019. Olfactory mucosa stem cells: an available candidate for the treatment of the parkinson's disease［J］. Journal of Cellular Physiology, 234(12): 23763-23773.

SNYDER S H, SKLAR P B, PEVSNER J, 1988. Molecular mechanisms of olfaction[J]. J Biol Chem, (263): 13971-13974.

SOLLAI G, MELIS M, MAGRI S, et al., 2019. Association between the rs2590498 polymorphism of Odorant Binding Protein（OBPⅡa）gene and olfactory performance in healthy subjects[J]. Behavioural Brain Research, (372): 112030.

SONG S J, SONG S J, ZHANG H L, et al., 2007. Comparison of neuronlike cells derived from bone marrow stem cells to those differentiated from adult brain neural stem cells [J]. Stem Cells Dev. 16(5): 747-756.

TRZASKA K A, KUZHIKANDATHIL E V, RAMESHWAR P, 2007. Specification of a dopaminergic phenotype from adult human mesenchymal stem cells[J]. Stem Cells, 25 (11): 2797-2808.

VAN DEN BERG M J, ZIEGELBERGER G, 1991. On the function of the pheromone binding protein in the olfactory hairs of Antheraea polyphemus[J]. J. Insect. Physiol.,

37(1):79-85.

YOUSEFI B, SANOOGHI D, FAGHIHI F, et al., 2017. Evaluation of motor neuron differentiation potential of human umbilical cord blood-derived mesenchymal stem cells, in vitro[J]. J Chem Neuroanat, (81):18-26.